Peter Fässler-Weibel (Hrsg.)

Wie ein Blitz aus heiterem Himmel
Vom plötzlichen Tod und seinen Folgen

PETER FÄSSLER-WEIBEL
HERAUSGEBER

Wie ein Blitz aus heiterem Himmel

Vom plötzlichen Tod und seinen Folgen

PAULUSVERLAG FREIBURG SCHWEIZ
VERLAG ZUM ZIEL WINTERTHUR

Die Deutsche Bibliothek - CIP-Einheitsaufnahme

Wie ein Blitz aus heiterem Himmel:
vom plötzlichen Tod und seinen Folgen /
Peter Fässler-Weibel Hrsg. -
Freiburg, Schweiz: Paulusverl.;
Winterthur: Verl. zum Ziel, 1999
ISBN 3-7228-0464-7 (Paulusverl.)
ISBN 3-909245-14-5 (Verl. zum Ziel)

Umschlaggestaltung: Peter Kunz, Zürich
Umschlagfoto: Wolfgang Sträuli, Winterthur
ISBN 3-7228-0464-7 (Paulusverlag)
ISBN 3-909245-14-5 (Verlag zum Ziel)

INHALTSVERZEICHNIS

Vorwort 9

Einleitung 13

Konfrontation und Krisenintervention
Peter Fässler-Weibel 17

Es geschah am vierten Geburtstag
unseres Sohnes Matthias
Barbara und Markus Matzenauer
Peter Fässler-Weibel 58

Was uns geholfen hat,
trotzdem weiterzuleben
Jeannette und Max Perucchi-Streuli 98

Als die Muschel zerbrach
Rita Siegrist-Müller 112

Die Muschelhälfte ohne Perle
Rita Siegrist-Müller
Peter Fässler-Weibel 144

Symptome der akuten Stressreaktion
bei Angehörigen und Rettern
Ruedi Osterwalder 171

SIDS-Elternpikett
Käthy Gyger-Stauber 183

Wiederbelebung bei Säuglingen
und Kleinkindern
Markus Amrein 202

Der Polizeieinsatz in seiner Vernetzung
Ernst Hofer 207

Zusammenarbeit der Rettungskräfte
Josef Baumgartner 216

Leiten und Führen
Ueli Arbenz 226

Konfrontation mit dem Tod: Einsatznachsorge
bei der Polizei als Möglichkeit der Bewältigung
Rita Dünki-Arnold 252

Im Wettlauf mit der Zeit
Roland Wenger 265

Die Rolle und Bedeutung der Autopsie
bei der Verarbeitung eines plötzlichen
unerwarteten Todesfalles
Renata Flury-Frei 269

Rechtsfragen der Angehörigen
Peter Bettoni 279

Opferhilfegesetz und die Möglichkeit der
Unterstützung Betroffener
Isabella Zwimpfer Baumann 293

Betreuungs- und Sozialdienst:
Rega-Einsätze der anderen Art
Cristina Monticelli 299

Die Medien und der plötzliche Tod
Ernst Hilfiker 305

Autorenverzeichnis 312

Anhang 315

Vorwort

Mitte der achtziger Jahre begann ich mich erstmals mit der Krisenintervention zu beschäftigen. Ausschlag dazu gaben therapeutische Erfahrungen, die mir aufzeigten, dass im Ablauf bei plötzlichen Todesfällen offensichtlich die Wünsche und Bedürfnisse der betroffenen Angehörigen missachtet werden. In Zusammenarbeit mit dem Rettungsdienst definierten wir eine Betreuung rund um die Uhr. Der Rettungsdienst begann, mich bei bestimmten Ereignissen wie Unfällen, Suiziden, Plötzlichem Kindstod usw. sofort und direkt aufzubieten. Anfänglich ergaben sich keine Probleme, da ich meistens bei Unfällen zugezogen wurde. Dann kam, was kommen musste. Ich wurde zu einer Familie gerufen, deren achtmonatiges Kind am Plötzlichen Kindstod gestorben war. Bedingt durch meine rasche Reaktionszeit war ich vor der Polizei, vor dem Bezirksanwalt (Untersuchungsrichter) und dem Bezirksarzt vor Ort. Das gab grosse Probleme. Es hagelte nur so von Vorwürfen (unerlaubte Einmischung in polizeiliche Untersuchungen) und Beschuldigungen (Verwischung von Spuren) bis hin zur Frage, ob eine Betreuung überhaupt sinnvoll und notwendig sei, schliesslich gebe es genügend Ansprechpartner (Seelsorger) und im übrigen "sei schon immer gestorben worden". Die Angehörigen seien bis jetzt auch ohne Betreuung ausgekommen.

Es folgten unzählige Besprechungen, Erklärungen, Begründungen und Rechtfertigungen. Diese Gespräche führten zu einer Annäherung. Die anfängliche Angst, durch die Begleitung der Angehörigen könnten juristisch relevante Untersuchungen erschwert oder verunmöglicht werden, schwand, und die Zusammenarbeit begann sich zu intensivieren.

Heute, nach zehn Jahren intensiver und gemeinsamer Erfahrung, ist diese Form der Begleitung von Menschen in extremen Lebenssituationen Standard geworden. In Zusammenarbeit mit der Staatsanwaltschaft für den Kanton Zürich wurde ein Eltern-Pikett eingeführt, das Eltern beim Verlust ihres Säuglings durch den Plötzlichen Kindstod sofort unterstützt. In Winterthur und Umgebung (Stadt und Kanton Zürich, angrenzende Kantone) werde ich oder ein Mitglied meines Teams bei aussergewöhnlichen Todesfällen durch die Zentrale der Kantonspolizei Zürich sofort aufgeboten. Aus der anfänglichen Skepsis oder Ablehnung hat sich eine kooperative und konstruktive Zusammenarbeit entwickelt.

Es ist mir ein grosses Anliegen, all denen herzlich zu danken, die im Verlaufe der letzten Jahre den Weg dieser Kooperation gesucht und gefunden haben und mit mir zusammen auch gegangen sind.

Danken möchte ich dem Leiter der Bezirksanwaltschaft Winterthur, Herrn lic. iur. Ueli Arbenz, der mir stets wohlwollend gesinnt war und ohne dessen Unterstützung keine Kooperation möglich gewesen wäre.

Ganz speziell danken möchte ich Herrn Dr. med. Andreas Krähenmann, Bezirksarzt, Winterthur. Er hat schon früh erkannt, dass ein gemeinsames Engagement unter Einhaltung vereinbarter Abläufe nur zum Wohl der betroffenen Angehörigen sein kann. Er war es auch, der Skeptiker immer wieder zu überzeugen versuchte und mir die Möglichkeit zur Begleitung schaffte. Leider verstarb er letztes Jahr.

Danken möchte ich auch der Leitung des Rettungsdienstes Winterthur, den Herren Dietmar Mühlberger und Fredy Heusser, für die unkomplizierte und unbürokratische Zusammenarbeit.

Nicht zuletzt gilt mein Dank heute auch Herrn Dr. iur. Andreas Brunner (Staatsanwalt, Zürich), Frau lic. iur. Silvia Steiner (Kriminalpolizei Stadt Zürich), Herrn Ernst Hofer (Polizeioffizier Winterthur) und all den Polizeibeamten, die den sofortigen Kontakt suchen und somit eine optimale Ausgangslage zur Begleitung schaffen.

Im Verlaufe der letzten Jahre habe ich ein Team aufgebaut, in dem zur Zeit drei Personen jederzeit abrufbereit Krisenintervention leisten. Es ist nicht einfach, jederzeit einsatzbereit zu sein. Vor allem verlangt dies von den übrigen Familienmitgliedern enorm viel Verständnis. Ich möchte meinem Team, Frau Käthy Gyger-Stauber, Frau Ursula Zuber-Alber, Frau Rita Siegrist-Müller und deren Angehörigen, und nicht zuletzt auch meiner Frau, Maria Fässler-Weibel, für den grossen, persönlichen und unermüdlichen Einsatz von ganzem Herzen danken. Ich weiss, dass ohne sie mit ihrem Verständnis und ihrem Engagement diese Arbeit nicht möglich wäre.

Ich wünsche mir, dass sich die Zusammenarbeit auch mit andern Institutionen vertiefen wird. In Notsituationen braucht es immer mehr Hände, als zur Verfügung stehen.

Peter Fässler-Weibel

EINLEITUNG

Die Tagung mit dem gleichnamigen Titel "Wie ein Blitz aus heiterem Himmel: Vom plötzlichen Tod und seinen Folgen" entstand aus der Erfahrung einer zehnjährigen, inzwischen strukturierten und klar definierten Zusammenarbeit zwischen Polizei, Rettungswesen, Untersuchungsbehörden und Ärzteschaft. Erstmals gelang es, alle in Krisensituationen involvierten Fachkräfte zum gemeinsamen Gespräch zusammenzuführen.

Aufgrund der gemachten Erfahrungen war der Tenor einhellig: Psychosoziale Krisenintervention ist absolut notwendig. Auch wurde versucht zu überlegen, wer denn solche Arbeit leisten könnte. Anhand verschiedenster Szenarien wurde immer wieder deutlich, dass die Betreuung vorwiegend der Angehörigen sträflich vernachlässigt oder nur ungenügend wahrgenommen wird. Früher waren es die Seelsorger, die zur Benachrichtigung aufgeboten wurden. In den letzten Jahren wurde dies vorwiegend von Polizeikräften ausgeführt. Wir leben in einer multireligiösen Gesellschaft mit zunehmender religiöser Entfremdung. Viele sind aus der Kirche ausgetreten und wünschen sich keinen Seelsorger oder stammen aus andern Religionsgemeinschaften, die nicht über die Kapazität einer Krisenintervention verfügen. Die Ärzteschaft verfügt in der Regel nicht über jenen Faktor Zeit, der bei einer Begleitung in Extremsituationen notwendig ist. Die Psychiatrie wird dann gerufen, wenn es sich auch um eine psychiatrische Indikation handelt.

In meinen eigenen Studien habe ich festgestellt, dass Sterben und Tod existentielle Veränderungen im familiären Kontext nach sich ziehen. Allianzen und Koalitionen brechen auf und verändern das bisher stabile Familiensystem. Psychische Instabilitäten können aufbrechen (z.B. Angst vor einer Zukunft ohne Koalitionspartner), und soziale Problemstellungen werden aktiviert (Überforderungen, Verlust von Autonomie usw.). Das familiäre Gefüge wird instabil und droht in sich zusammenzubrechen. Dominante Persönlichkeiten überfahren andere und lassen ihnen bezüglich ihrer Trauer und Auseinandersetzung mit ihren Empfindungen keinen Spielraum. Entscheidungen werden über die Köpfe anderer hinweg getroffen.

Es gäbe noch vieles aufzulisten. Ich denke, es liegen genügend gute Gründe vor, um die Krisenintervention als eine familientherapeutisch unterstützte psychosoziale Begleitung zu definieren. Grundlage dazu bildet eine anerkannte Ausbildung in systemischer Familientherapie. Diese theoretischen Grundlagen werden in der Praxis durch die Vielfalt der Problemstellungen einer ständigen Reflexion unterworfen sein.

Krisenintervention ist keine Arbeit zwischen 8.00 Uhr und 17.00 Uhr. Sie hat rund um die Uhr und das ganze Jahr hindurch zu erfolgen. Spätestens 30 Minuten nach dem Aufgebot muss die Begleitung der Angehörigen vor Ort aktiviert sein. Die Zeitspanne bis zum Eintreffen kann durch das Team des Rettungsdienstes vor Ort überbrückt werden. In den Spitälern ist ein gewisser, wenn meist auch anonymer Schutz gewährleistet, verbunden mit einer oft minimalen Betreuung durch das Pflegepersonal, das je nach Arbeitsanfall erzwungenermassen andere Prioritäten zu setzen hat.

Psychosoziale Krisenintervention ist keine Therapie, sondern beinhaltet eine

- psychische Unterstützung der betroffenen Angehörigen in der Wahrnehmung des soeben erfolgten fatalen Ereignisses und der Suche nach möglichen Formen der Begegnung und Verarbeitung;

- soziale Unterstützung des familiären Systems zur Wahrung der individuellen und persönlichen Wünsche und Bedürfnisse;

- administrative Unterstützung der Betroffenen bei der Erledigung und Aufarbeitung aller anfallenden und meist ungewohnten Formalitäten und schriftlichen Probleme;

- individuelle Unterstützung jedes einzelnen zur Wahrung der Autonomie und zur Suche nach den eigenen kreativen Ressourcen in der Begegnung mit dem Tod.

Psychosoziale Krisenintervention erhebt Anspruch auf Ganzheitlichkeit im Umgang mit fremden Menschen. Sie soll nicht als Methode angewendet werden, sondern als Lebensinhalt gelebt werden. Sie verlangt nach Nähe, Zuneigung und Zuwendung mit klarer Abgrenzung.

Peter Fässler-Weibel

Konfrontation und Krisenintervention

Peter Fässler-Weibel

1. Konfrontation

Es ist Mittwochmittag, kurz nach halb zwei. Ich sitze am Pult in der Praxis beim Aktenstudium. Mein Pager schrillt und reisst mich in eine Gegenwart, die in aller Regel mit Leiden, Schmerz und Trauer verbunden ist. Ich rufe die eingetippte Telefonnummer an und erfahre von der Zentrale der Kantonspolizei, dass ein vierjähriger Knabe vom Hinterrad eines Lastwagens überrollt worden ist. Auf der Unfallstelle werde jemand zur Betreuung der Angehörigen benötigt. Meiner Sekretärin, die soeben ihre Arbeit aufnimmt, kann ich nur noch sagen, dass sie die Termine für diesen Nachmittag annullieren soll. Ich fahre los. Unterwegs höre ich über das Autoradio, dass sich an besagter Unfallstelle ein Stau von mehr als zwei Kilometern ergeben hat. Ich rufe mit dem Natel die Einsatzzentrale an und frage, wie ich mich verhalten soll. Ich erhalte die Anweisung, mich vorerst im Stau einzureihen und auf eine Polizeipatrouille zu warten. Diese wird mich aus der wartenden Kolonne herausholen und an den Unfallort führen. Rund zehn Minuten später erreiche ich das Ende des Staus. Gespannt warte ich auf das Polizeifahrzeug, das mir tatsächlich fast zur gleichen Zeit entgegenfährt. Ich schalte die Warnblinkanlage ein und zeige mich deutlich. Der Fahrer erkennt mich, schaltet Cis-Gis-Horn und Blinkanlage aus, wendet sein Fahrzeug und deutet mir, ihm zu folgen. Zügig überholen wir die wartenden Fahrzeuge und nähern uns einer Kreuzung, an der wir zur Unfallstelle hin rechts abbiegen werden. Der Fahrer des Polizeifahrzeuges deutet mir klar und unmissverständlich, dass ich mein Fahrzeug parkieren soll.

In einer Entfernung von etwa 50 Metern liegt ein weisses Tuch auf der Strasse, darunter der vierjährige Knabe, leblos. Die Fahrbahn ist mit Pylonen (kegelförmigen, beweglichen, meist roten Kunststoffzylindern) deutlich markiert und abgesperrt. Ich schreite langsam auf einen dort wartenden Polizeibeamten zu. Dieser informiert mich sofort über den vermuteten Unfallhergang und erklärt mir auch gleich, dass das Kind keinerlei Überlebenschance gehabt hätte. Es sei ein Junge, laut Auskunft der Mutter etwa vierjährig. Er sehe sehr schlimm aus, und die Mutter habe ihr zerquetschtes Kind gesehen. Sie sei zur Zeit zusammen mit andern Angehörigen hinter einem Gebäude in sicherer Distanz. Ob ich das Kind sehen wolle, fragt er mich. Ich bejahe, knie auf der Strasse nieder und hebe behutsam das weisse Tuch hoch. Stillschweigend lege ich es wieder nieder. Jetzt habe ich gesehen, was auch die Mutter gesehen hat.

Ich frage den Polizeibeamten, wie es ihm gehe. "Verschissen", gibt er mir zur Antwort. "Ich habe ein gleichaltriges Kind zu Hause." Seine Augen sind rot, wie meine. "Ich kann Sie verstehen", erwidere ich darauf hilflos, nicht zuletzt auch an meine eigene Geschichte denkend. "Ich werde jetzt zu den Angehörigen gehen und schauen, was für Bedürfnisse bestehen. Bitte lassen Sie auf jeden Fall abgesperrt. Vielleicht werde ich zusammen mit den Angehörigen zur Unfallstelle kommen." Er schluckt leer und quittiert mit einem trokkenen "Geht in Ordnung". Dann verschwinde ich hinter dem Gebäude.

Dort erwartet mich ein Bild der Trostlosigkeit. Die Mutter ist durch einen herbeigeeilten, in der Nähe der Unfallstelle praktizierenden Hausarzt mit Lexotanil, einem die Aufnahmekapazität eliminierenden Psychopharmaka, behandelt worden. Sie sitzt wie mumifiziert auf einem Stuhl. Ihre Mutter hält den zweijährigen Axel auf den Armen und schüttelt unablässig den Kopf. Der Vater, ein stämmiger Dachdecker, sitzt ebenfalls auf einem Stuhl und wartet buchstäblich darauf, bis er angesprochen wird. Ich trete auf ihn zu, stelle mich vor und höre fürs erste ein "Lass mich in Ruhe!" Etwa später fragt er mich, ob ich Pfarrer sei, was ich ihm verneine.

"Einen Pfarrer brauche ich jetzt weiss Gott nicht", erklärt er mir und fragt: "Was bist du denn sonst?"

"Familientherapeut bin ich, und ich werde von der Polizei bei ganz schwierigen Situationen automatisch zur Unterstützung der Angehörigen aufgeboten", versuche ich ihm klarzumachen.

"Von Psychologen halte ich auch nichts", gibt er knapp von sich.

Schweigend sitzen wir etwa fünf Minuten nebeneinander. Mir ist elend zumute. Was soll ich nur tun? Nichts, aber auch gar nichts kommt mir in den Sinn. Also bleibe ich einfach mal sitzen.

"Wer hat dich aufgeboten?" will er wissen.

"Die Polizei", erwidere ich.

"Wieso?"

"Weil ich seit Jahren eng mit der Polizei zusammenarbeite. Gerade in solchen Situationen ist es für alle Beteiligten schwierig, mit dem Erlebten umzugehen. Ich bin hier, um mit Ihnen und Ihrer Frau zusammen einen gemeinsamen Weg der Bewältigung zu suchen." Erneutes Schweigen.

"Du kannst mir mein Kind auch nicht wieder lebendig machen. Es liegt tot auf der Strasse - tot - verstehst du!"

Wir schauen uns zum ersten Mal in die Augen.

"Ich weiss, und wie gerne würde ich es tun, wenn ich es auch nur könnte."

"Verdammte Scheisse, warum musste dieser Lastwagen gerade jetzt an dieser Stelle vorbeifahren? Warum musste mein Sohn sterben? Warum?"

Stumm höre ich diese bohrenden Fragen nach dem Warum an.

Es ist etwas unvorstellbar Schwieriges, Nichtstun auszuhalten. So sitze ich da und versuche auszuhalten, so gut es eben geht. Nach weiteren fünf Minuten sage ich ihm:

"Ich mag dir nicht Sie sagen, ich heisse Peter."

"Ich habe dir schon lange du gesagt, ich heisse Ralf. Auf dem Bau sagen wir uns alle den Vornamen."

"Ich war bei deinem Sohn, bevor ich hierher kam. Hast du ihn gesehen?"

"Nein. Jemand sagte mir, er sehe entsetzlich aus und ich solle ihn so in Erinnerung behalten, wie er war, als er lebte. Wie sieht er aus?"

"Das Hinterrad des Lastwagens ist deinem Sohn über den Kopf gefahren. Er war mit Sicherheit sofort tot. Vom Kopf sieht man nicht mehr viel. Der Rest des Körpers ist praktisch unversehrt geblieben. Er weist lediglich einige Schürfungen, die vom Sturz herrühren, auf."

"Siehst du, das regt mich tödlich auf. Ich bin sein Vater, und ich soll mein Kind nicht mehr sehen. Das ist doch eine Schweinerei!"

"Willst du Jan nochmals sehen?"

"Natürlich will ich das, und zwar so schnell wie möglich."

Kaum gesagt, schreit seine Frau: "Nein, nein!"

Trotz äusserer Abwesenheit scheint sie unser Gespräch mitverfolgt zu haben. Ich wende mich ihr zu und sage ihr: "Ich bin mit Ihrem Mann per du und möchte das auch mit Ihnen sein."

Ich kann den Satz nicht zu Ende sprechen, schon streckt sie mir ihre Hand entgegen und sagt: "Brigitte heisse ich. Ich will nicht, dass Ralf den toten Sohn sieht. Er ist schrecklich entstellt. Ich habe ihn gesehen. Es ist furchtbar. Es ist grauenhaft. Ich bin schuld daran."

"Quatsch", erwidert er, "ich wäre die gleiche Strekke und zur gleichen Zeit am gleichen Ort durchgefahren. Ich will zu Jan gehen."

"Soll ich abklären, ob dies möglich ist?" frage ich die beiden. Wider Erwarten nickt auch sie. Ich erhebe mich und begebe mich zum wartenden Polizeibeamten.

Wir klären die notwendigen Sicherheitsmassnahmen und beschliessen, die Fahrbahn bis auf weiteres gesperrt zu lassen. Inzwischen sind rund dreissig Minuten verstrichen. Ich kehre zurück, um die Eltern zum toten Sohn zu führen.

1.1 Den Verlust wahrnehmen

Eine der wohl schwierigsten Aufgaben ist es, im Auftrage Dritter zu unbekannten Menschen zu fahren oder ihnen auf der Notfallaufnahmestation des Spitals zu begegnen, um ihnen den Tod eines nahen Familienmitgliedes mitzuteilen. Dabei habe ich Verhaltensformen festgestellt, die sich auffälligerweise wiederholen. Ausgangslage meiner Feststellungen sind Abläufe, wie sie sich täglich abspielen:

- Es ereignet sich ein aussergewöhnlicher Todesfall (Unfall, Herzinfarkt, Suizid, Hirnschlag) auf der Strasse, in einem Einkaufszentrum, in Tram/Bus oder Eisenbahn;
- Rettungswagen mit Notarzt wird zur Reanimation aufgeboten;
- Reanimation ist erfolglos und wird abgebrochen, der Patient als tot erklärt;
- Rettungswagen und Notarzt verlassen den Ort;
- Aufgabe der Polizei ist es, die Angehörigen ausfindig zu machen und sie über den Verlauf der Ereignisse zu informieren.

Unter gewissen Umständen wird der Patient noch in die Klinik gefahren, dann nämlich, wenn die Reanimation erste Anzeichen von Erfolg zeitigte. Vielleicht besteht sogar die Chance eines operativen Eingriffs. Bleiben alle Bemühungen erfolglos, so ist der Tod die logische Konsequenz.

Angehörige warten bereits, mit beklemmenden oder unangenehmen Gefühlen, auf Nachricht. Die Glocke an der Wohnung klingelt oder ich gehe auf wartende Angehörige zu: Fremde Menschen begegnen sich.

Frage 1: Was ist passiert?

Info:
- Sich mit Namen und Funktion vorstellen.
- Offene, direkte und uneingeschränkte Information über das Ereignis vermitteln.

Name und Funktion werden in der Regel wieder vergessen. Zu einem späteren Zeitpunkt jedoch stellen die Angehörigen erneut die Frage danach. Die Erinnerung daran vermittelt ein Stück Sicherheit, die Auskunft damals richtig wahrgenommen und aufgenommen zu haben. Als erste Information genügt es zu sagen: "Leider muss ich Ihnen mitteilen, dass ihr ...... (Mann/Frau, Sohn/Tochter usw.) einen schweren Unfall erlitten hat und an den Folgen dieses Unfalls gestorben ist."

Eine schlechte Information kann nicht positiv überbracht werden, auch nicht in Tranchen. Sie hat direkt und kompromisslos zu erfolgen.

Reaktion: Ein Aufschrei des Entsetzens ist die Folge der Information. Dieser Aufschrei ist unumgänglich und dauert in aller Regel 10 bis 15 Minuten. Heftiges Weinen, Schreien, Heulkrämpfe und vieles mehr sind feststellbar. Alle Reaktionen sollen zugelassen und nicht unterbrochen werden, sie sind individuell, und jeder Mensch hat ein Anrecht auf seine Einzigartigkeit. Werden Menschen aus dem Schlaf heraus mit einer Todesnachricht konfrontiert, so ist ihnen genügend Zeit zum Aufwachen einzuräumen, was unter Umständen Stunden dauern kann!

Frage 2: Wie ist es passiert?

Info: - Sachliche Schilderung, keine langen Erklärungen!

Eine erste detaillierte Schilderung ist für die Angehörigen notwendig, um die Information überhaupt aufnehmen zu können. Fehlende Details können fatale Folgen haben. Jeder Informant muss über Details verfügen, damit das Gespräch mit den Angehörigen nicht gleich zu Beginn der Begegnung mangels Kompetenz abgebrochen wird. Mit sachlicher Schilderung meine ich die ungeschminkte Wahrheit. Dabei ist zu diesem Zeitpunkt die Schuldfrage völlig irrelevant. Auch sind umständliche Redewendungen zu unterlassen. Sie wirken bemühend, sind kaum auszuhalten, und die Angehörigen sind in der Regel zu anständig, um der Umständlichkeit ein Ende zu bereiten. Angehörige brauchen Fakten, nackte Tatsachen, uneingeschränkt, sachlich kompetent, klar.

Reaktion: Je sachlicher die Schilderung ist, um so klarer wird der Bezug zur Realität. Dies provoziert ein erneutes, emotional bedingtes Eintauchen in die Welt der Trauer. Diese Phase dauert wiederum etwa 10 bis 15 Minuten und ist für jedes Mitglied anders.

Frage 3: Wo ist das verstorbene Familienmitglied jetzt?

Info: - Konkrete Ortsangaben mit Begleitangebot machen.

Kompetenz zeigt sich durch Sachlichkeit. Ein Verlust wird schrittweise wahrgenommen. Als unumgänglicher Schritt gilt die Tatsache, dass die Betroffenen jetzt oder spätestens dann, wenn sie dazu bereit sind, zu ihrem Verstorbenen hingehen können. Zur emotionalen Identifikation ist dieser Schritt sehr wertvoll und wichtig.

Reaktion: Erneut wird ein Eintauchen in die Trauer sichtbar. Jede Hoffnung auf Falschinformation wird durch die Möglichkeit der Visualisierung vernichtet. Diese Phase des Weinen dauert wiederum 10 bis 15 Minuten und muss nicht bei allen Familienmitgliedern nach aussen sichtbar werden. Es braucht jetzt auch keine Intervention, in keiner Form. Wichtig ist, dass diese individuellen Verhaltensweisen zugelassen werden. Nach dem Auftauchen aus dieser Trauer steigt das Bedürfnis nach der Begegnung.

1.2 Den Verlust begreifen

Ich versuche nun, aus den vielen Schicksalsschlägen, in die ich bisher involviert war, aufzuzeichnen, wie schwierig und gleichzeitig auch wie wichtig es ist, einen Weg zur emotionalen Identifikation zu suchen. Die Entscheidung, ein verstorbenes Familienmitglied nochmals sehen zu wollen, obliegt alleine den verantwortlichen Angehörigen. Ich erachte es als ethisch verwerflich oder mindestens zweifelhaft, sie davon abhalten zu wollen oder ihnen zu raten, den Verstorbenen so in Erinnerung zu behalten, wie er zu Lebzeiten gewirkt hat. Dies wird ohnehin geschehen. Zur emotionalen Identifikation ist das Visualisieren oder Berühren des Verstorbenen von grösster Wichtigkeit und Bedeutung. Schwere Kopfverletzungen können abgedeckt, Verstümmelungen zugedeckt werden. Die emotionale Identifikation kann auch durch das Betrachten oder Streicheln einer Hand, eines Beines oder eines andern Körperteils erfolgen. Wenn auch mit Sicherheit ein Tod feststellbar ist, jedoch die Leiche fehlt (wie z.B. beim Flugzeugabsturz in Halifax), so ist ein Abschiednehmen ungleich schwerer, da die emotionale Identifikation nicht stattfinden kann. Wird dann ein Fingerring oder eine Uhr aus dem Meer gefischt, so erhält die Trauer eine neue, nicht unbedeutende Dimension. Der Tod ist wirklicher geworden.

Bevor ich Angehörige mit dem Toten konfrontiere, gehe ich selber hin und schaue mir die Situation im Detail an. Mit diesen nun konkreten Bildern des Ereignisortes verfüge ich über eine Informationsbasis, mit der ich durch konkrete Aussagen auch kompetenter in Erscheinung treten kann. Als nächster Schritt ist es zwingend, die betroffenen Angehörigen einflussfrei nach dem Wunsch zur Begegnung zu befragen. Interessanterweise ergeben sich sofort Abwehrdiskussionen und Verschonmechanismen, die nie für alle Familienmitglieder stimmen. Deshalb soll, darf oder muss sogar jeder Angehörige frei und unbeeinflusst entscheiden.

Begegnen: - Erschütterung zulassen!
- Individualität in der Erschütterung beachten!

Die optische Wahrnehmung bestätigt die erhaltenen Informationen. Das Gehörte erfährt Wirklichkeit. Die nun folgende Identifikation macht das Ereignis unausweichlich. Eine masslose Erschütterung tritt ein. Der emotionale Ausdruck jedes Familienmitgliedes ist individuell, was nicht häufig genug formuliert werden kann. Diese Individualität darf auch gelebt werden, eben so, wie sie es jedes einzelne für sich spürt und für richtig empfindet. Die Vielfalt der Reaktionsweisen machen den Begleitenden sehr zu schaffen. Ängstliche Helfer greifen oft zu Medikamenten oder verbalen Beruhigungsattacken. Diese unterbinden die emotional wichtigen und bedeutenden Prozessschritte.

Reaktion: Die direkte Konfrontation erschüttert. Schrei- oder Weinkrämpfe sind die Folge davon. Zaghaftes, sorgfältiges Annähern wie auch direktes und unkompliziertes Umarmen des Verstorbenen sind normale Verhaltensweisen. Auch diese Phase der Erschütterung dauert fürs erste wieder 10 bis 15 Minuten.

Berühren: - Zum Körperkontakt ermutigen
- Fragen beantworten

Mit den Händen danach greifen hat oft mit *berühren, sich berühren lassen* zu tun. Streicheln, liebkosen, umarmen usw. sind Formen der Berührung, die den Tod begreifbar machen. Es besteht oft eine grosse Scheu vor dem ersten Körperkontakt. Meistens geistern uralte Geschichten von Leichengift und Ansteckung in den Köpfen herum. Die ordentlichen Ansteckungswege sind: Husten, Niesen, Durchfall - bei toten Menschen fallen diese Wege ausser Betracht. Ansteckungsgefahr besteht bei offener Tuberkulose oder Hirnhautentzündung. Ansonsten kann man jede Leiche bedenkenlos berühren, selbst küssen. Es kann ganz wichtig sein, das Verstorbene nochmals in die Arme zu nehmen, fest an sich zu drücken, zu liebkosen und es lange zärtlich zu streicheln.

Im Gespräch mit den Angehörigen werden immer wieder Fragen nach den erlittenen Schmerzen hörbar. Hatte er/sie viele Schmerzen? Musste er/sie lange leiden? Auch hier sind qualifizierte Antworten von grösster und wichtigster Bedeutung. Der Notarzt, der Chirurg oder der ausgerückte Amtsarzt können diese Fragen beantworten. Auch hier sind die Informationen ungeschminkt und uneingeschränkt zu vermitteln. Sie ermöglichen es den Angehörigen, ihr Bild des Ereignisablaufs zu komplettieren, was wiederum ein wichtiger Schritt hin zur Akzeptanz des Ereignisses sein kann. Ist jemand erstickt, so soll man dies nicht nur mitteilen, sondern gleichzeitig auch darüber informieren, wie sich ein Ersticken auf den betroffenen Menschen auswirkt. Die Angehörigen werden zu einem späteren Zeitpunkt immer wieder auf diese Informationen zurückgreifen. Sie fühlen sich oft hintergangen, wenn sie realisieren, dass man ihnen wesentliche Teile (meist aus falscher Rücksicht) vorenthalten hat.

Reaktion: Klarheit erschüttert praktisch immer. Sie lässt in ihrer Deutlichkeit keine Ausweichvarianten mehr offen. Dies wiederum zeigt sich in starkem und erbittertem Weinen. Der Schmerz wird nach aussen sichtbar. Für die Begleitenden ist dies oft ein ganz schwieriger Moment.

Begreifen:
- Andere Verwandte informieren
- Schuldgefühle ernst nehmen
- Selbstvorwürfe zulassen
- Handlungsangebote offerieren
- Eigenverantwortlichkeit stützen und unterstützen

Begreifen meint verstehen, kapieren. Das eigene wiederholte Erzählen des Ereignisses ist wesentlicher Bestandteil dieses Begreifen-Lernens. Wichtig ist, dass Angehörige ihre eigenen Verwandten und Bekannten selber orientieren. Das gemeinsame Weinen am Telefon schafft ein unzerreissbares Band der Solidarität. Es ist zu animieren, so viele Bezugspersonen wie möglich und erwünscht sofort zu orientieren und allenfalls ebenfalls zur Begegnung mit dem Verstorbenen einzuladen. Das Informationsbedürfnis ist sehr gross. Mit dem Wissen um einen sicheren Rückhalt durch eine stützende Begleitung für den Fall einer unvorhergesehenen Reaktion sind die Betroffenen absolut selber in der Lage, diese Informationen weiterzugeben.

In den meisten Fällen werden diffuse Schuldgefühle, zum Teil als erste Äusserungen überhaupt, formuliert. Die Suche nach Schuldigen ermöglicht es, sich dem Vorgefallenen anzunähern und durch erste mögliche theoretische Konstruktionen dem Ereignis eine innere Bedeutung zu geben. Paradoxerweise können Schuldgefühle auch Halt und persönliche Stabilität vermitteln. Sie zeigen sich in den unterschiedlichsten Varianten, zum Beispiel durch das

- Gefühl, durch persönliches Versagen am Ereignis massiv schuldig zu sein;
- Gefühl, durch fehlerhafte Absprachen oder Aufträge das Ereignis begünstigt zu haben;
- Gefühl, andere hätten durch Fehlverhalten das Ereignis provoziert oder gar zu verantworten.

Die Auseinandersetzung mit den Schuldgefühlen kann bis zu diffusen Schuldzuweisungen reichen. Sie werden dann für die übrigen Angehörigen schwierig, wenn sie konkretisiert werden und zu unumstösslichen Behauptungen ausarten. In solchen Momenten sind klärende Eingriffe notwendig, denn Schulddiskussionen führen zu einer Vergiftung der Atmosphäre und blockieren die Emotionalität, im schlimmsten Fall wird sie negativ beschleunigt. Klärung erfolgt dadurch, dass, im Sinne einer Politik der kleinen Schritte, sorgfältig jene Schritte gelebt werden sollen, die zur Zeit zu leben möglich sind. Unklare Fragen und Problemstellungen müssen objektiv geklärt werden. Der Zeitpunkt ist dabei klar zu definieren. Zudem stellt sich auch die Frage nach der Kompetenz der Klärung. Über Sach- und Fachfragen müssen die entsprechenden Fachkräfte, also sachlich kompetente Persönlichkeiten, befragt werden und Auskunft geben. Dadurch lassen sich Schuld und Schuldgefühle objektivieren. Die Auseinandersetzung damit ist unumgänglich. Jeder betroffene Mensch hat ein Anrecht auf seine Form der Auseinandersetzung, auch wenn sie mit unserem Denken nicht zwingend übereinstimmen muss.

Wer kennt sie nicht, die “Hätte ich doch...”-, “Wäre

ich doch nur...”-, “Wieso bin ich nicht...”-Gedanken? Es sind meist diffuse Vorwürfe gegen sich selber. Anhand dieser Aussagen wird versucht, an den Punkt im Ablauf der letzten Minuten oder Stunden zurückzukehren, wo das Schicksal mit seinem fatalen Verlauf hätte aufgehalten werden können. Diese Selbstvorwürfe bergen oft einen Kern Wahrheit in sich. Erst das mehrmalige Wiederholen dieser Selbstvorwürfe und die Auseinandersetzung mit den Reaktionen der übrigen Verwandten ermöglicht ein Einordnen oder Klären der Beschuldigung. Dieser Prozess kann wenige Stunden, in Extremfällen aber auch Jahre dauern. Wichtig ist, dass die Betroffenen Verständnis für ihre Gedanken finden. Sie sollen animiert werden, im Sinne eines lauten Denkens die inneren Denkvorgänge hörbar zu machen. Auf keinen Fall sollen Fremde oder Aussenstehende versuchen, solche Prozesse vorzeitig oder gar voreilig zu entlasten oder zu unterbinden. Darüber reden, und zwar in aller Offenheit, ermöglicht eine umfassende Auseinandersetzung mit den eigenen Schuldgefühlen, die meistens durch die Betroffenen zu einem späteren Zeitpunkt selber korrigiert werden.

Für viele Menschen, vor allem Helfer, ist Nichtstun etwas vom Schlimmsten, was von ihnen verlangt werden kann. Es wird nicht umsonst vom Helfersyndrom gesprochen. Die Bezeichnung “Syndrom” weist in der Medizin auf eine Krankheit hin. Wird dieser Begriff im Zusammenhang mit Helfenden gebraucht, so ist von einer Krankheit oder einem krankhaften Verhalten der Helfenden auszugehen. Zu oft wollen es Helfende “gut machen” und zeigen einen Übereifer, der Aktivismus und nicht Aktivität bedeutet. Durch Aktivismus werden

Angehörige entmündigt. Handlungsangebote offerieren heisst, eine Vielzahl von möglichen Handlungswegen im Sinne einer umfassenden Palette aufzeigen und die Betroffenen auswählen lassen. Es ist gemeinsam zu klären, was als weiterer Schritt am ehesten in Frage kommt:

- Verstorbenes Familienmitglied selber waschen, eincremen, mit Kleidern anziehen;
- Verstorbenes Familienmitglied zur Aufbahrung einige Stunden oder einen bis drei Tage nach Hause nehmen;
- Verstorbenes Familienmitglied persönlich einsargen (zur letzten Ruhe betten), Sarg ausschmücken;
- Kontakte zu anderen Supportsystemen (Hausarzt, Seelsorge usw.) suchen.

Rigide angewendete Gesetze und Verordnungen verunmöglichen jede Form der Kreativität. Es ist primär die Aufgabe der Helfenden, den Angehörigen jenen Freiraum zu schaffen, aus dem heraus sie sich mit ihren Ressourcen dem Verstorbenen widmen können - dies in aller Ruhe und ohne unnötige Diskussionen mit Behörden und Beamten. Es ist viel mehr möglich, als zur Zeit praktiziert wird oder man glaubt, überhaupt tun zu dürfen. Langwieriges Nachfragen verzögert unnötig. Wichtiger ist es, es zu tun, nach dem Motto: "Wo kein Kläger, da kein Richter!"

Wenn "man" es nicht so macht, heisst das noch lange nicht, dass es nicht gut oder nicht erlaubt ist. Die Eigenverantwortlichkeit und somit das Recht auf Autonomie auch in der Art der Auseinandersetzung mit schwerem Leid muss in jedem Fall gewahrt bleiben. Viele Angehörige verfügen nicht über die Kraft, arrogantem oder ignorantem Verhalten von Beamten entgegenzutreten. Sie geben kleinlaut auf. Angehörige brauchen Hilfe zur Wahrung ihrer Individualität.

Aus vielen Begleitungen von Menschen in Lebensgrenzsituationen habe ich gelernt, deren Wünsche, Bedürfnisse und ihren Willen zu respektieren, zu stützen und zu unterstützen. Nachfolgende Beobachtungen sollen einen Rahmen vermitteln, wie Betroffene reagieren, und vor allem auch aufzeigen, wie mit ihnen umgegangen werden kann.

2. Begegnung im Notfall: Verhaltensmuster von Betroffenen

Aussergewöhnliche Todesfälle (AgT) sind überraschende Ereignisse, die sich in aller Regel unvorbereitet und im dümmsten Moment des Lebens einstellen. Es gibt keinen richtigen oder passenden Zeitpunkt dafür. Die Überraschung ist derart gravierend, dass der Lebensrhythmus der betroffenen Angehörigen gebrochen wird. Sie werden buchstäblich aus dem bisher gewohnten Tagesablauf herausgerissen und in eine Welt des Schreckens und Entsetzens transferiert. Es ist deshalb nichts als logisch, dass solche Ereignisse lähmen oder Reaktionen hervorrufen, die sich im "Normalfall" auf keine vergleichbare Art zeigen würden. Einige der auffälligsten Merkmale möchte ich zusammenfassend schildern.

2.1 Unsicherheit

Menschen, die unsicher sind, zeigen dies in gestikulierenden Gebärden als Ausdruck ihrer inneren Haltung oder in einem Mimenspiel des Gesichts als Ausdruck ihres seelischen Befindens. Sie sind zaghaft in Bewegung und Haltung, äussern sich unklar, fühlen sich durch die fremde Umgebung (Notfallaufnahmestation, Unfallstelle usw.) irritiert und signalisieren eine deutlich erkennbare Hilflosigkeit (am falschen Ort oder im Weg stehen, häufige und unangenehme Fragen stellen).

Unsicherheit kann sich auch in Form von arrogantem Auftreten (Befehle erteilen), aggressiven verbalen Entgleisungen (Schimpfen, Fluchen usw.) oder durch aufgeblasene Wichtigtuerei (Selbstüberschätzung), meist einhergehend mit inadäquaten Forderungen an all jene, die in der näheren Umgebung tätig sind, zeigen. Unsichere Menschen suchen Geborgenheit, Schutz, Selbstbewusstsein. Dies tragen sie eigentlich in sich, finden jedoch den Zugang dazu in der momentanen Situation nicht.

2.2 Angst

Angst ist ein Phänomen, das von situationsbedingten Umständen unterschiedlichster Intensität abhängt und sich zeigt in Form von eingeschüchtertem Benehmen (hilfloses Umherstehen), verängstigtem Ausdruck (Haltung generell, auffällige Augenstellung) oder körperlichen Reaktionen wie Herzklopfen, Zittern, Schweissausbrüchen oder Engegefühlen. All diese Reaktionen

sind deutliche Anzeichen von Angst, mindestens jedoch von erhöhtem Unwohlsein oder von Unsicherheit. Sie können sich zu Atemstörungen, Hyperventilation, unangemessener Furcht oder gar Panikattacken entwickeln.
In der Störung Angst liegt Mut als Ressource. Ängstliche Menschen trauen sich zu wenig oder nichts mehr zu. Sie suchen Wege, deren Umsetzung sie sich eigentlich nicht zutrauen, die in der Regel jedoch ihren Möglichkeiten entsprechen und von denen sie letztendlich innerlich überzeugt sind.

2.3 Verdrängung

Mit teils coolen, abgeklärten Sprüchen, übertriebener Vernunft oder Signalen fehlender Beteiligung am Ereignis wird eine innere Distanz zum Ereignis aufgebaut. Ein Schild schützt die Emotionen vor einem unlauteren Angriff, der oft als destruktiver Vorgang befürchtet wird. Diese Form der Abwehr deckt innere Vorgänge zu, verschliesst sie und steckt sie weg. Besonders kreative Persönlichkeiten spassen mit dem Rettungspersonal oder den Untersuchungsbeamten. Andere wiederum betreuen ihre Angehörigen in rührender Manier, so scheint es, in Wirklichkeit missbrauchen sie die eigenen Angehörigen oft, um zu den persönlichen Emotionen Distanz zu gewinnen. Es gibt auch Betroffene, die reden sehr oft und sehr viel, so dass man sie kaum unterbrechen kann, oder sie mischen sich in Angelegenheiten anderer ein (Beispiel: Ein Deutschlehrer einer Mittelschule, der seine Tochter durch einen tragischen Verkehrsunfall verloren hat, korrigiert den Rapport des Polizeibeamten).

Die Störung Verdrängung trägt Freiheit als Ressource in sich. Menschen, die in extremen Lebenssituationen verdrängen, engen sich meist selber ein. Sie suchen Wege nach Befreiung, nach Freiheit.

2.4 Hoffnung

Zwischen echter und falscher Hoffnung ist sorgfältig zu unterscheiden. Solange bei einem Unfall zum Beispiel der Tod nicht feststeht oder eine vermisste Person nicht gefunden ist (auch als Leiche), soll Hoffnung nicht sinnlos zerstört werden. Eine realistische Einschätzung unter Einhaltung der möglichen Eventualitäten relativiert Hoffnung. Oft jedoch wird in trostlosesten Situationen von Hoffnung gesprochen, wo schon längst keine Hoffnung mehr vorhanden sein kann. Man will das Geschehene lieber nicht wahrhaben, wünscht sich das Ereignis als ungeschehen und wartet, bis jemand erklärt, dass alles nur ein böser Traum war. Man glaubt, in einem falschen Kino zu sitzen, in dem ein Film gespielt wird, der nicht mit der eigenen Wirklichkeit kompatibel ist. Man wünscht sich sehnlichst ein Wunder, durch das alles, was so irreal abzulaufen scheint, aufgehoben wird.

Man darf sich immer Hoffnung machen, muss sich indes auch darüber klar sein, dass dadurch falsche Fährten gelegt werden können. Der eigenen Wirklichkeit begegnen heisst letztendlich, die Wahrheit auf sich zukommen lassen.

Die Störung Hoffnung trägt in sich die Ressource Wahrheit. Menschen, die sich falsche Hoffnungen aufbauen, trauen sich nicht, ihrer Wirklichkeit zu begegnen. Sie tragen jedoch den Wunsch nach Wahrheit in sich.

2.5 Unwissenheit

Unkenntnis über den effektiven Verlauf eines Ereignisses führt zu wilden Spekulationen und zum Aufbau eigener Theorien. Vermutungen und Behauptungen verhelfen oft dazu, das Geschehene einzuordnen oder verstehen zu können. Mit Theorien wird Unwissenheit kompensiert.

Die Störung Unwissenheit verlangt nach der Ressource Kenntnis. Menschen, die über ungenügende, unzusammenhängende, fehlerhafte oder falsche Informationen verfügen, suchen nach Klärung. Klärung erhalten sie, wenn sie sich über ihre Wirklichkeit in Kenntnis setzen, ungeschminkt, vollständig, unverblümt.

2.6 Lähmung

Handlungsunfähigkeit führt zu Immobilität, verbunden mit Willenlosigkeit, die ihrerseits Gleichgültigkeit erzeugt. Emotionale Blockierungen verunmöglichen Aktivität. Selbstvorwürfe oder Vorwürfe anderen gegenüber wechseln sich ab und erzeugen oft eine gewisse, meist trügerische Form eines in sich instabilen Gleichgewichtes. Schweigen führt zu Rückzug, die Auseinandersetzung erfolgt introvertiert, nach innen gewandt. Lähmung verunmöglicht letztlich Fortbewegung.

Die Störung Lähmung birgt in sich die Ressource Vitalität. Erlahmende Menschen verlieren den Lebenswillen, das Temperament, die Lebendigkeit, ihre Lebenskraft. Lähmung verhindert Vitalität.

2.7 Ohnmacht

Wer ohne Macht und Einfluss ist, sich schwach und hilflos fühlt oder Hilfsbedürftigkeit wahrnimmt, der ist ohnmächtig. Die emotionale Not eskaliert. Das Warten auf die endgültige Nachricht, die definitive Bestätigung des tragischen Ereignisses oder das Herausreissen aus all den Versuchen, das eigene Schicksal umgehen zu können, wird zur Qual. Emotionale Erschütterungen stellen sich ein. Das Aushalten dieser Ohnmacht macht total hilflos.

In der Störung Ohnmacht liegt die Ressource Kreativität. Ohnmächtige Menschen sind Menschen ohne Macht, ohne Einfluss, kraftlos, schwach. Sie suchen nach Kreativität, schöpferischer Kraft, nach ihren inneren Fähigkeiten, ihrer Fantasie, ihrer Produktivität.

2.8 Erschütterung und Trauer oder Erleichterung und Erlösung

Die vorerwähnten Stationen durchlaufen praktisch alle, die in eine extreme Lebenssituation eingebunden sind.

Vom Moment an, wo ihnen erste Informationen über ein Ereignis zukommen, bis zu dem Moment, wo das Ungewisse definitiv wird, zeigen sich solche Formen der Verhaltensweisen. Bei den einen wird die böse Vorahnung oder Vermutung zur Gewissheit, bei den andern hebt sie sich auf wundersame Art wieder auf. Zwei Beispiele sollen die Kontraste, wie sie nicht unterschiedlicher sein können, aufzeigen. Beide Unfälle mit zufälligerweise fast gleichaltrigen Kindern fanden innerhalb einer Woche statt.

Beispiel 1:
Der zweieinhalbjährige Michel spielt zusammen mit einem andern Kind im Kinderzimmer, derweil seine Mutter mit ihrer Kollegin im Wohnzimmer Kaffee trinkt. Michel stürzt während des Spiels von der oberen Etage des Kajütenbettes auf die Kante der unten hervorgezogenen Schublade. Er schlägt unglücklicherweise mit dem Kehlkopf auf dieser Kante auf. Dadurch zerreisst es ihm die Luftröhre, wie sich später herausstellt. Die Mutter reanimiert Michel unter telefonischer Anleitung durch ihre Kinderärztin. Die Rettungsmannschaft nimmt Michel ins Spital mit, beendet jedoch noch vor dem Eintreffen die Reanimation. Zwanzig Minuten nach Eintreffen der Eltern im Spital muss ihnen mitgeteilt werden, dass Michel an den Folgen des Sturzes verstorben ist.

Beispiel 2:
Ein knapp dreijähriger Knabe spielt alleine im Wohnzimmer, währenddem seine Mutter mit einer

Kollegin im Korridor des Wohnblocks plaudert. Er holt sich einen Stuhl, stellt ihn ans offene Fenster, steigt auf diesen hinauf und fällt aus dem vierten Stock (13,5 Meter) hinunter auf den Rasen. Nach dreistündiger intensivster Untersuchung (Röntgen, Computertomographie usw.) wurde nichts weiter festgestellt als eine schwere Hirnerschütterung. Der Junge blieb noch eine Nacht zur weiteren Beobachtung in der Klinik und wurde tags darauf von der Mutter wieder nach Hause geholt.

Bei beiden Beispielen stellt sich natürlich die Frage, was wir als professionelle Helfer an Unterstützung zukommen lassen können. Wieviel Unterstützung braucht es? Was hilft? Was schadet? Was ist notwendig?

3. Begegnung im Notfall: Verhaltensmuster des Personals

Unabhängig von Beispielen will ich nun versuchen, die wesentlichsten Elemente der Begegnung mit betroffenen Angehörigen in Krisensituationen aufzulisten. Die nachfolgende Zusammenstellung ist eine Addition von Erfahrungen aus über zehn Jahren intensiver Krisenintervention. Ausgangslage ist die Begegnung mit mir völlig fremden Menschen, die sich in einem psychischen Ausnahmezustand, bedingt durch eine unvorhergesehene Veränderung ihrer Lebensbedingungen, befinden.

3.1 Atmosphäre des Vertrauens schaffen

Betroffene sind dankbar um jeden Menschen, der sich ihnen zuwendet und mit dem sie sprechen können.

3.1.1 Stellen Sie sich mit Ihrem Namen vor.

Es besteht keine Kapazität, sich den Namen zu merken. Trotzdem wird er gehört. Das Überreichen eines Visitenkärtchens unterstützt die Wahrscheinlichkeit, dass sich die Betroffenen an den Helfenden erinnern.

3.1.2 Erklären Sie Ihre Funktion.

Angehörige müssen wissen, mit wem sie es zu tun haben. Klären Sie auf über Ihren Beruf und Ihre jetzige Aufgabe. Ein Seelsorger ist bei Menschen, die aus der Kirche ausgetreten sind, oder bei Gläubigen aus andern Kulturkreisen möglicherweise fehl am Platz.

3.1.3 Sprechen Sie ruhig, aber direkt, deutlich und klar verständlich.

Unklare Äusserungen erschweren den Kontakt. Ständiges Nachfragen der Angehörigen zermürbt. Die Aufnahmekapazität ist durch die emotionale Blockade beschränkt.

3.1.4 Lassen Sie sich den Ablauf des Ereignisses detailliert erklären.

Auch wenn wir selber den Ablauf schon kennen, ist es wichtig, sich das immer wieder formulieren zu lassen, was die Angehörigen als ihren Ablauf in ihrer Erinnerung in sich tragen. Durch das laute Nachdenken kann sich der zurechtgelegte Ablauf in einen der Realität näheren Verlauf des Ereignisses bewegen.

3.1.5 Stellen Sie Fragen.

Durch das einfühlsame Befragen erweitert sich der Horizont. Gefährlich wird es dann, wenn sich die Fragen zu einem Verhör entwickeln oder die Angehörigen plötzlich das Gefühl erhalten, verhört zu werden. Fragen, die Selbstvorwürfe provozieren oder vorwurfsvollen Charakter haben können, sind absolut zu vermeiden.

3.1.6 Verwickeln Sie die Betroffenen in ein Gespräch mit Ihnen.

Angehörige haben auch ein Anrecht darauf, von uns und über uns etwas zu erfahren. Da es sich bei unserer Form der Begleitung nicht um ein Sachgeschäft handelt, sind auch wir Helfende aufgefordert, uns mit unserer Emotionalität einzubringen.

Vertrauen wächst, wenn der Helfende auch in seiner eigenen Persönlichkeit spürbar wird.

3.2 Wahrnehmungen ansprechen

Stillschweigende und zuhörende Gesprächspartner sind nicht greifbare Gesprächspartner. Deshalb gilt:

3.2.1 Sagen Sie, was Sie beobachten und feststellen.

Wache Aufmerksamkeit ist gefordert. Unklare Geräusche aus andern Räumen und Verhaltensweisen der andern Angehörigen sind zu klären.

3.2.2 Klären Sie Ihre Beobachtungen im direkten Gespräch mit den Betroffenen.

Es ist wichtig und gleichzeitig auch schwierig, diese Beobachtungen klärend einzubringen. Trotzdem ist es für die Betroffenen wohltuend zu sehen und zu hören, dass eine wache Persönlichkeit involviert ist, die sich in ihrer Wahrnehmung transparent verhält. Dies ist ein wichtiger Schritt zur Bildung von Vertrauen.

3.2.3 Fragen Sie nach Zusammenhängen.

Im Zusammenhang mit dem Ereignis stehende Fragen dürfen formuliert werden, auch dann, wenn sie als neugierig empfunden werden könnten. Oft schon hörte ich von einem vorausgegangenen Disput, der die Frage nach Schuld und Schuldgefühlen massiv beeinflussen wird. Das Erkennen von Zusammenhängen hilft uns auch, Verhaltensweisen zu verstehen.

3.2.4 Befragen Sie die Betroffenen über ihr bisheriges Leben und die Art, wie sie ihre Probleme bisher gelöst haben.

Die Art der Problemlösung bleibt sich in aller Regel in etwa gleich. So ist anzunehmen, dass sich auch in dieser kritischen Lebenssituation keine wesentlichen Veränderungen zeigen werden. Wichtig ist zu wissen, wie Probleme angegangen und gelöst werden. Aus diesen Erfahrungen können die Wege im Umgang mit dem fatalen Ereignis besser unterstützt werden.

3.3 Über Teilschritte informieren.

Durch den erlittenen Schmerz sind die betroffenen Angehörigen blockiert und paralysiert. Wichtig ist, dass sie objektiv und vollständig über alle nun folgenden Schritte informiert werden.

3.3.1 Erklären Sie, welche Schritte Sie unternehmen werden.

Ob Polizeibeamter, Untersuchungsrichter, Notarzt, Rettungssanitäter, Bezirksarzt oder gar Detektiv, sie alle sind aufgefordert, über ihre nächsten Schritte informativ Auskunft zu erteilen. Wichtig ist dabei auch die Erklärung, weshalb diese Schritte notwendig sind und zu welchem Zweck sie erfolgen.

3.3.2 Informieren Sie fortlaufend über die weitere Entwicklung.

Während Untersuchungshandlungen sind Verzögerungen normal. Angehörige sollten im Turnus von 15 Minuten automatisch über den Stand der Entwicklung, verbunden mit den Überlegungen, die die nächsten Schritte einleiten, informiert werden - unaufgefordert.

3.3.3 Besprechen Sie das weitere Vorgehen mit den Angehörigen, und lassen Sie es sich bestätigen.

Wer betroffene Mitmenschen in ihren Rechten ernst nimmt, versucht, auch in schwierigen Momenten des Lebens Schritte gemeinsam zu besprechen. Dies darf nicht in Form einer Information erfolgen, sondern soll durch die Betroffenen bestätigend quittiert werden. So erhalten wir Gewähr, dass Absicht und Ziel des Vorgehens verstanden und akzeptiert werden.

3.3.4 Suchen Sie ständige Kooperation mit den Betroffenen.

Angehörige lassen sich bei Aufklärungsarbeiten aktiv engagieren, wenn sie sich ernst genommen fühlen. Aufwendige Recherchierarbeit kann oft durch kooperatives Einbinden abgekürzt werden.

Durch den Appell an die Mitverantwortung im weiteren Verlauf fühlen sich die Angehörigen integriert. Das erzeugt in ihnen ein partnerschaftliches Gefühl.

3.4 Handlungsanweisungen geben

Paralysierte Menschen sind handlungsunfähig. In diesen Zustand geraten sie oft durch das Verhalten der vielen Helfer. Deshalb ist folgendes anzuordnen:

3.4.1 Animieren Sie zur Mithilfe, und geben Sie genaue Anweisungen.

Bei Reanimationen, medizinischen Untersuchungen oder andern Vorkehrungen ist eine Integration der Angehörigen in den Verlauf von grösster Wichtigkeit. Menschen, die involviert sind, geben eine deutlich höhere Lebensqualität an als jene, die in einem Nebenzimmer, oft unter Wahrnehmung undefinierbarer Geräusche, auf weitere Informationen warten müssen.

3.4.2 Erklären Sie Sinn und Zweck der Handlungen.

Bei allen Handlungen, die vorgenommen werden, ist Aufklärung zwingend notwendig. Beim Plötzlichen Kindstod zum Beispiel vermuten die Eltern rasch, dass gegen sie wegen möglicher fahrlässiger Tötung oder gar Mord ermittelt wird. Erklärt man ihnen indes, dass diese Abklärungen zur Entlastung der Betroffenen durchgeführt werden, so erhalten sie rasch entspannenden Charakter.

3.4.3 Erteilen Sie Aufträge an Betroffene, die sie ebensogut erledigen können wie Sie selber.

Nicht alle Abklärungen müssen durch Spezialisten ausgeführt werden. Es ist auch unverständlich zu glauben, dass Angehörige vor Aktivitäten verschont werden müssen.

3.4.4 Lassen Sie Hilfsfunktionen so weit wie möglich durch die Betroffenen selber ausführen.

Viele Hilfsfunktionen sind durch Betroffene oder deren Angehörigen auch auf Unfallstellen kooperativ unterstützend ausführbar. Es macht aber keinen Sinn, jemanden mit einer Funktion zu beauftragen, die er noch nie ausgeführt hat. Einer, der noch nie in seinem Leben einen Helikopter auf einen Landeplatz eingewiesen hat, soll dies auch in Zeiten von erhöhtem Stress nicht tun. Er kann aber mithelfen, die Zugänge zum Landeplatz abzusperren (Hilfsfunktion), damit niemand in die Gefahrenzone des landenden Helikopters gerät.

Es vermittelt ein gutes Gefühl, gebraucht zu werden. Diese Form der Kooperation führt dazu, dass sich Angehörige als vollwertige Mitglieder dieser Gesellschaft, akzeptiert und ernstgenommen fühlen.

3.5 Vorsicht mit Medikamenten

Helfende überbrücken ihre Ohnmacht, indem sie für andere etwas tun. Gut gemeint ist noch lange nicht gut. Medikamente sind die schlechteste Form der Hilfe, vor allem dann, wenn sie einfach zur Beruhigung aufschreiender Emotionen verabreicht werden.

3.5.1 Sorgen Sie für eine maximale Schmerztherapie.

Diese Aussage bezieht sich auf die Bekämpfung

von körperlichen Schmerzen (eigene Verletzungen, Kopfschmerzen, Rückenschmerzen usw.). Diese Schmerzen sind isoliert und gezielt zu therapieren, auf keinen Fall in Kombination mit andern "helfenden" Medikamenten und ohne Wissen des Betreffenden.

3.5.2 Verabreichen Sie keine Psychopharmaka.

Der Griff zu beruhigenden oder die Psyche anderweitig beeinflussenden Medikamenten erfolgt nur allzu rasch und unüberlegt. Oft wird auch seitens der Angehörigen, zum Teil nicht einmal für sich selber, darum gebeten. Die häufigsten Mittel, die auf Notfallplätzen und in Krisensituationen eingesetzt werden, sind: Valium, Dormikum und Lexotanil. Sie alle eignen sich nicht, die persönliche Verantwortung auch in dieser schwierigen Zeit des Lebens zu wahren. Sie unterbinden die jetzt fällige Trauer und verunmöglichen sie. Zudem wird die Entscheidungsfähigkeit massiv eingeschränkt, was die Betroffenen zu willenlosen Menschen degradiert.

3.5.3 Setzen Sie Beruhigungsmittel nur in wirklichen Extremsituationen ein.

Es kann Situationen geben, bei denen der Einsatz von Beruhigungsmittel, gezielt und von einem Spezialisten verabreicht, notwendig wird. Beurteilung und Dosierung obliegt dem Psychiater. Die nicht qualifizierte Medikation ist auch eine Form von ärztlichem Missbrauch.

3.5.4 Klären Sie objektiv und vollständig über die Wirkung der Medikamente auf.

Medikamente, die zur Selbstdispensation überlassen werden, müssen bezüglich Dosierung und Anwendung klar deklariert werden. Es genügt nicht, dies mündlich weiterzugeben. Die Aufnahmekapazität der Betroffenen ist beschränkt. Wirkung und Anwendung der Medikamente sind auf einem Zettel deutlich festzuschreiben.

3.5.5 Spritzen Sie keine Medikamente, ohne vorher von den Betroffenen die explizite Erlaubnis dazu erhalten zu haben.

Der behandelnde Arzt, Notarzt oder Rettungssanitäter muss die Gewähr haben, dass der "Patient", zu dem der Betroffene jetzt wird, sich dessen voll bewusst ist, was jetzt geschieht. Erst die klare Rückbestätigung ist Garantie dafür. Der "Patient" trägt letztendlich die Verantwortung für seinen Zustand. Ob ihm dabei ein Arzt erschwerend hilft, ist schlussendlich nicht mehr von Bedeutung. Verabreichte Medikamente sind im Körper. Bis zur Reduktion von ihrer Wirksamkeit vergehen gemäss Mittelwertszeiten in der Regel Stunden. In dieser Zeit sind Entscheidungen getroffen worden, von denen die betreffenden Angehörigen später keine Ahnung mehr haben werden. Die Verantwortung für diese Entscheidungen liegt aber wieder bei den Angehörigen. Die Qualität ihrer Entscheidung ist sehr abhängig von dem Zustand, in dem sie sich befinden.

3.5.6 Manipulieren Sie Angehörige nicht nach Ihren Vorstellungen.

Durch empathisches Einfühlungsvermögen kann man Angehörige nach Strich und Faden manipulieren. Man kann ihnen suggerieren, was gut und schlecht für sie ist. Blanke Entwertung und Entmündigung der Persönlichkeit ist die Folge dieses helfenden Verhaltens - ein ethisch unter allen Titeln verwerfliches Handeln! Dies betrifft Ärzte (Notfallmedikation), Seelsorger (Bibel, eigenes Gottesverständnis), Therapeuten (loslassen lernen!) genauso wie all jene, die mit ihren gutgemeinten Ratschlägen den Betroffenen nur zusätzliche Umtriebe und Sorgen bereiten.

3.5.7 Vergewissern Sie sich, dass Sie von den Betroffenen verstanden worden sind.

Angehörige, die ein schweres Leid erfahren haben, sind weder debil, noch bevormundet und auch nicht behindert. Sie sind auch nicht depressiv oder krank. Sie sind einfach traurig - extrem traurig. Es ist unsere grösste Pflicht, sie jederzeit zu unterstützen.

3.5.8 Bedenken Sie: Ein persönliches Gespräch ist stärker als jedes Medikament.

3.6 Betroffene stützen

Von unerwartet schwerem Leid betroffene Menschen sind sehr bedürftig nach Zuneigung und Zuwendung.

3.6.1 Machen Sie Komplimente.

Im Verlaufe des Erzählens der eigenen Wahrnehmungen geben Angehörige Einblick in ihre Art der Intervention. Sie erzählen detailliert ihre Schritte, die sie nach dem Wahrnehmen des Ereignisses unternommen haben. Die Handlungsabfolge ist praktisch immer richtig (Alarmierung, Einleitung der Rettung usw.). Dafür müssen sie gelobt werden. Es ist nicht selbstverständlich, in emotional erregtem Zustand noch richtig zu handeln. Es gibt genügend Handlungsabläufe, die positiv gewürdigt werden können.

3.6.2 Geben Sie den Betroffenen das Gefühl, gebraucht zu werden.

Untätiges Herumsitzen oder -stehen, verbunden mit langen und unspezifischen Wartezeiten, erhöht das Aggressionspotential der Angehörigen. Die wiederkehrende kooperative Begegnung durchbricht diesen Teufelskreis der Nutzlosigkeit. Binden Sie Angehörige in Handlungsabläufe ein, so oft dies nur möglich ist. Wenn Anfragen abschlägig beantwortet werden, dann geht das in Ordnung. Die Entscheidung jedoch ist den Betroffenen zu überlassen.

3.6.3 Gehen Sie positiv mit Ihren Mitmenschen um.

Gerade in Zeiten schweren Leids ist eine positive Grundstimmung von tragender Bedeutung. Eigentlich müsste dies als Selbstverständlichkeit für jeden Helfenden vorausgesetzt sein. Rasche, problemlösungsorientierte Hilfe ist nicht gefragt. Vielmehr ist die Suche nach den Ressourcen und den lebensspezifischen und individuellen Lösungsmustern gewünscht. Dazu braucht es viel Unterstützung, vor allem positive Zuwendung.

3.6.4 Anerkennen Sie Tapferkeit und Mut.

Lob und Anerkennung sind einfache Instrumente in der Begegnung. Viele verhalten sich tapfer und mutig, fühlen sich aber unsicher. Durch das Erzählen der Erlebnisse bieten sich viele Möglichkeiten, die gewählten Entscheidungen zu kommentieren und zu anerkennen.

3.6.5 Motivieren Sie zum Mitdenken.

Die Art der Bewältigung unlösbar scheinender Problemstellungen reduziert sich auf das Niveau eines einzelnen Denkers, wenn es ihm nicht gelingt, die Betroffenen zum Mitdenken einzuladen. Durch das Mitdenken vieler ergeben sich natürlich neue Probleme, denen man am liebsten gleich von Anfang an aus dem Weg gehen möchte. Das offene Aushandeln führt aber zu einer erwachsenen Form der Begegnung, was für die Betroffenen von grösster Wichtigkeit ist.

3.6.6 Reagieren Sie nicht negativ auf für Sie schwierig verständliche oder unverständliche, möglicherweise sogar gegen Sie gerichtete Aussagen.

Aufgrund ihrer Hilflosigkeit oder ihrem Unvermögen, mit der eingetretenen Situation fertig zu werden, können seitens der Angehörigen Äusserungen fallen, die nichts mit den zur Zeit involvierten Persönlichkeiten zu tun haben müssen. Trotzdem können sie sehr verletzend oder einfach unverständlich sein. Erfahrungsgemäss entschuldigen sich die Verursacher später und zeigen Mühe und Unverständnis bezüglich des eigenen Verhaltens. Grösse wahren heisst letztlich, generös darüber hinweg zu sehen und, falls nicht anders möglich, zu einem späteren Zeitpunkt ein klärendes Gespräch darüber zu suchen.

3.6.7 Kritisieren Sie schwierig erscheinende Verhaltensweisen nicht, sondern stützen Sie die Absicht der Betroffenen, einen Weg zum Überleben zu finden.

Das gleiche gilt auch für Verhaltensweisen, die vorerst wenig einfühlsam sind. Wird die Unterschiedlichkeit im Denken respektiert, so muss dies auch Auswirkung auf das Handeln haben. Mit gezielten Rückfragen kann um Verständnis nachgefragt werden. Meistens ist die dahinter steckende Absicht gut. Ob der Weg zur Lösung tatsächlich so verlaufen muss, wie im ersten Moment gedacht, ist und bleibt in der Regel offen. Durch die Rückfragen wird oft klar, dass diese Strategien identisch sind mit den üblicherweise angewendeten Überlebensstrategien. Deshalb ist die Absicht, sich ein Überleben zu sichern, zu unterstützen.

3.6.8 Halten Sie sich als zentrale Ansprechstation zur Verfügung.

Menschen in Not brauchen Ansprechpartner rund um die Uhr. Es kann sich im Verlaufe der ersten Stunden, vielleicht gerade in der Nacht, eine Entwicklung ergeben, die ein Gespräch notwendig macht. Es ist unendlich wichtig, gerade dann eine Ansprechstation zur Verfügung zu haben. Ich wurde in den letzten zehn Jahren meiner Tätigkeit im Bereich der Krisenintervention nicht ein einziges Mal nachts unnötig gestört.

3.6.9 Stützen Sie den Gedanken der Solidarität.

Solidarisch sein heisst gemeinsam unterwegs sein, mit einem Gefühl der Zusammengehörigkeit zu leben. Menschen, die Solidarität spüren, fühlen sich nicht mehr einsam oder unsicher. Aus der Solidarität heraus entsteht Kraft, und das ermutigt, die eigenen Ressourcen zu aktivieren und einen eigenen Weg der Bewältigung zu suchen.

Jeder Mensch ist (speziell in Extremsituationen) auf Beziehung angewiesen. Schaffen Sie Beziehung - leben Sie Beziehung!

3.7 Gefühle zulassen

Der Umgang mit Gefühlen ist an sich schwer genug, in Momenten der Belastung meist zusätzlich erschwert.

3.7.1 Animieren Sie dazu, die Gefühle so zuzulassen, wie sie von den Betroffenen gespürt werden.

Aufschreiende Emotionen sollen Platz und Raum bekommen, so wie sie gespürt werden. Diese Formen können vom Vorstellungsvermögen anderer abweichen. Niemand hat das Recht zu beurteilen, was adäquate Trauerreaktion ist. Wer Individualität für sich reklamiert, muss sie auch in allen Lebenslagen andern Menschen zugestehen. Trauer ist keine Krankheit. Trauerreaktionen sind Ausbrüche von Gefühlen, die Anspruch auf Subjektivität haben. Angehörige brauchen den Freiraum, um ihrer Trauer in ihrer Intensität Ausdruck verleihen zu können.

3.7.2 Lassen Sie die Betroffenen weinen.

Mittlerweile ist man soweit, anzuerkennen, dass Weinen heilsam sein kann. Schockierende Informationen, wie dies eine Todesmitteilung zweifelsohne ist, dürfen auch schockierende Weinausbrüche nach sich ziehen. Jemand, der weint, ist in Bewegung. Wer nicht weint, ist oft auffälliger und bräuchte eher Unterstützung.

3.7.3 Vorsicht mit Körperkontakt!

Voreiliger und rascher Körperkontakt, auch in der Absicht zu trösten, ist meist fehl am Platz. Viele Angehörige empfinden dies als Übergriff, sind aber oft nicht in der Lage, diese Körperkontakte abzuwehren. Sie wollen grundsätzlich die gut gemeinte Aktion nicht zurückweisen, fühlen sich indes sehr unwohl dabei. Fremde Menschen streicheln oder gar umarmen und fest an sich drücken überschreitet jede natürliche Distanz. Dies wird primär von den Betroffenen nicht gesucht. Angebote zum Körperkontakt sollen gemacht werden, das aktive Engagement ist jedoch den Betroffenen zu überlassen. Undifferenzierter Körperkontakt kann den Ausbruch der Emotionen erneut blockieren.

3.7.4 Sagen Sie, dass unterschiedliche Formen von Ausdrucksweisen der Gefühle existieren und diese normal sind.

Viele Menschen zeigen Hemmungen, wenn es darum geht, den eigenen Gefühlen freien Lauf zu lassen. So weinen Männer auffällig weniger in der Öffentlichkeit als Frauen. Weinen ist aber nicht die einzige Ausdrucksweise. Wer nicht weint, ist nicht zwingend nicht traurig. Wichtig ist, dass jedes einzelne Familienmitglied dazu animiert wird, dem, was es in sich als Trauer verspürt, jenen Ausdruck zu geben, zu dem es sich entschliessen kann. Die Palette ist weit grösser, als wir denken. Selbst Männer sind oft nach zaghaften Anfangsversuchen in der Lage, ihren Emotionen freien Lauf zu lassen. Normalität beschränkt sich wiederum nicht auf das Denken von Helfenden, sondern ist individuell.

3.7.5 Zeigen Sie auch Ihre eigenen Gefühle.

Auch wir, die wir in solchen Situationen zu Angehörigen im Sinne von “dazugehörig sein” werden, haben ein Anrecht auf unsere eigenen Gefühle. Es ist oft schwierig, die Ohnmacht auszuhalten, ohne Aktivität nahe zu bleiben, Verständnis zu zeigen, abzuwarten, Hoffnungslosigkeit auszuhalten, alle emotionalen Reaktionen zu tolerieren, Menschen zu stützen und zu unterstützen und noch einen kühlen Kopf zu bewahren. Ist es nicht auch ein Zeichen der Solidarität, wenn wir zu unseren eigenen Gefühlen, unserer eigenen Hilflosigkeit, unserer eigenen Ohnmacht stehen und sie nach aussen kundtun? Schafft Solidarität nicht jene Zusammengehörigkeit, die die Basis einer Beziehung darstellt? Beziehung hilft tragen, hilft ertragen. Beginnen wir jetzt nicht gemeinsam zu tragen? Ich wünsche mir Helfende mit dem Mut, zu den eigenen Gefühlen zu stehen und sie als kostbares Kapital in die neuen Begegnungen mit Menschen in Not einzubringen.

Es geschah am vierten Geburtstag unseres Sohnes Matthias

Barbara und Markus Matzenauer
Peter Fässler-Weibel

Markus:
Am Sonntag, dem 9. Februar, waren wir, die ganze Familie ausser Simona, zusammen. Das Wetter war für diese Jahreszeit sehr schön. Am Morgen spielte ich mit Matthias Unihockey. Er konnte dies schon sehr gut, ohne dass ich mit ihm geübt hätte. Emanuel spielte in einem Sandhaufen. Am Nachmittag gingen wir mit der ganzen Familie spazieren.

Matthias nahm seinen Go-Kart mit. Für Emanuel nahmen wir den Buggy und für Sarah den Kinderwagen. Wir spazierten das erste Mal, seit wir in Rüti wohnten, am Friedhof vorbei. Dieser Weg führte uns zu einem wunderschönen Aussichtspunkt. Von hier aus konnten wir die Berge sehen. Auf diesem Weg kamen wir sehr langsam vorwärts, weil sich Emanuel vor allem mit den Steinchen auf dem Weg befasste. Ging es bergauf, so zog ich Matthias mit seinem Go-Kart den Weg hinauf.

Ich war an diesem Tag sehr glücklich. Als wir wieder zu Hause waren, schauten sich Matthias und Emanuel einen Trickfilm an. Emanuel war so müde, dass er bei mir einschlief. Matthias war vom Film völlig fasziniert. Dann nahmen wir das Nachtessen ein. Da wir den ganzen Tag an der frischen Luft verbracht hatten, gingen die beiden Buben früh zu Bett und schliefen auch sehr schnell ein. Auch meine Frau und ich waren müde und beendeten den Tag relativ rasch.

Am Montagmorgen stand ich auf. Es war für mich nicht einfach, ins Geschäft zu gehen, weil der vergangene Tag ein wunderschöner Tag gewesen war und ich gerne bei der Familie geblieben wäre. Ich hatte mit meinen Eltern vereinbart, dass sie mich nach dem Mittagessen in der Firma abholten, um gemeinsam den Geburtstag von Matthias zu feiern. Ich freute mich schon den ganzen Morgen auf diesen Nachmittag. Nach dem Essen räumte ich meinen Arbeitsplatz auf, dann klingelte das Telefon.

Barbara:
Es war am vierten Geburtstag von Matthias. Am Morgen ging ich ins Rückbildungsturnen und nahm die Kinder mit. Anschliessend spazierten wir zum Einkauf. "Was möchtest du gerne essen an deinem Geburtstag?" fragte ich Matthias. Er brauche nichts, sagte er darauf. "Aber du musst doch etwas essen, was wünschst du dir?" entgegnete ich. "Nichts", war seine Antwort. "Am Abend haben wir Besuch, soll ich da etwas Feines kochen?" wollte ich darauf wissen. Er brauche überhaupt nichts, sagte er kurz. Leicht verärgert kaufte ich einige Dinge ein und dachte, wir könnten ja am Abend ein Fondue essen.

Zu Hause kochte ich für die Buben und mich Teigwaren mit Tomatensauce und Salat. Normalerweise ass vor allem Emanuel immer eine grosse Portion. Doch dieses Mittagessen blieb von beiden unberührt. Das einzige, was sie begeistern konnte, waren die vier Schwimmkerzen, die auf dem Tisch brannten. Matthias durfte die Kerzen selber anzünden. Die Streichhölzer legte ich in die Küchenschublade zurück. Normalerweise versorgte ich alle Feuerhölzer zuoberst in einem Küchenkasten. Für einmal lege ich sie in die Schublade, dachte ich, bald brauche ich ja wieder Hölzer, um die Kerzen auf dem Kuchen anzuzünden. Nach dem Mittagessen löschte ich die Kerzen auf dem Tisch, sicher ist sicher. Danach halfen Matthias und Emanuel mit, den Kuchen zu verzieren. Weil ein Kuchen wohl zu wenig war, rührten wir noch einen zweiten Teig an und schoben ihn in den Backofen. Anstatt etwas am Tisch zu essen, wollten beide lieber gleich den Kuchen probieren. Doch in einer Stunde würde Besuch kommen, deshalb musste der Kuchen noch etwas warten. Die Buben spielten nun im Wohnzimmer, so laut, dass ich sie ins Zimmer im ersten Stock brachte. Sie sollten sich etwas ausruhen, verlangte ich.

Nun setzte ich mich aufs Sofa und stillte die drei Wochen alte Sarah. Normalerweise klingelten bei mir alle Alarmglocken, wenn die Buben so ruhig waren wie jetzt. Doch mit Stillen beschäftigt, hatte ich nicht darauf geachtet, dass es verdächtig ruhig war. Plötzlich, nach ein paar Minuten, hörte ich ein komisches Prasseln. Zuerst dachte ich, ein Nachbar werke etwas draussen. Doch im selben Moment realisierte ich, dass das Geräusch von einem Feuer in unserem Haus kommen musste. Ich legte Sarah auf die Couch und rannte in den ersten Stock. Dabei rief ich nach Matthias und Emanuel. Im Vorbeirennen sah ich nur Rauch im Kinderzimmer, die Buben waren nicht mehr im Zimmer. Der Brand war im Dachgeschoss. Es war mir vor lauter Hitze und Qualm nicht möglich, die Treppe ganz hinaufzurennen. Über mir brannte es lichterloh. Der grosse Dachraum war voller ätzendem Rauch. In der gegenüberliegenden Ecke sah ich die beiden Buben unter einem Tisch sitzen. Ich rief ihnen, doch sie reagierten nicht, sondern blickten wie gebannt auf das Feuer. Es war mir nicht möglich, zu den beiden vorzudringen, das realisierte ich sofort. Ausserdem wähnte ich sie vor dem Feuer, welches nur über der Treppe wütete, in Sicherheit.

Ich rannte die Treppe hinunter und benachrichtigte die Feuerwehr. Die kleine Sarah wickelte ich in eine Jacke, legte sie in den Maxi-Cosi und stellte sie ins Freie. Unterdessen war ein Nachbar zu Hilfe geeilt. Wir rannten zurück zum Dachgeschoss. Das Feuer war erstickt, weil alle Fenster geschlossen waren. Doch der ganze Dachraum war so voller Rauch, dass selbst die Nacht nicht dunkler hätte sein können. Es war uns unmöglich, die Kinder zu bergen, so beissend war der Rauch. Ein Atemzug hatte mir Hals und Lungen wie verätzt.

Einer Nachbarin drückte ich die friedlich schlafende Sarah in den Arm. Ein paar Minuten nach dem Telefonanruf war der erste Feuerwehrmann zur Stelle. Ich hatte vor dem Haus gewartet und sagte ihm, dass ohne Atemschutz nichts zu machen sei. Noch vor dem Eintreffen des Tanklöschfahrzeuges konnte er seine Kollegen informieren, dass sie Gasmasken anziehen sollten. Sofort rollten sie Schläuche aus, um das Feuer zu löschen. Doch ich wurde fast wütend und schrie sie an: "Zu löschen gibt es nichts mehr, rettet lieber meine Buben!"

Mit zwei Feuerwehrmännern rannte ich zur Brandstätte hoch und erklärte ihnen, wo sie die beiden Buben finden würden. Da ich nur im Wege stand, wartete ich vor dem Haus, bis nach wenigen Minuten meine beiden Kinder herausgetragen wurden. Sofort wurden die ersten Wiederbelebungsmassnahmen getroffen. Matthias und Emanuel lagen in der Garageneinfahrt. Abwechslungsweise hielt ich einmal Matthias' und nachher Emanuels Hände und sprach mit ihnen. Sie fühlten sich fremd und kalt an. Zwar wiesen sie keine äusseren Verletzungen auf, doch die Haut sah bei beiden fahl aus. Ausserdem waren beide schmutzig vom Qualm. Die alarmierten Sanitäter versuchten, beide Buben zu reanimieren. Einer fragte mich, ob ich bei Emanuel den Puls fühlen könne, doch ich konnte keinen Herzschlag feststellen. Mich beschlich ein schlechtes Gefühl. Es schien irgendwelche Schwierigkeiten mit dem richtigen Tubus zu geben. Jedenfalls meinte ein Arzt, so könne man die Kinder nicht recht behandeln, das Besteck sei zu gross und es fehlten die richtigen Instrumente.

Auch die Polizei war schnell am Unfallort und sperrte die Zufahrt zu unserem Haus grossräumig ab. Irgend jemand verlangte, man solle die REGA rufen. Minuten später flogen zwei Helikopter zum Unfallplatz. Sie landeten ganz in der Nähe auf einem grossen Parkplatz. Nun realisierte ich, wie ernst die Situation war. Dass es möglicherweise sehr ernst um meine Buben stand, diesen Gedanken hatte ich zwar gehabt, jedoch verdrängt. Damit eine möglichst gute Versorgung unserer Buben gewährleistet war, flog ein Heli nochmals nach Zürich, um einen Kinderarzt zu holen. Erste Befragungen durch Polizisten und die Bezirksanwältin fanden statt. Wo ich gewesen sei, als der Brand ausbrach, welche Streichhölzer ich gebraucht habe, ob jemand Raucher sei in unserer Familie, solche Fragen wurden mir gestellt. Doch ich hatte wenig Lust, mich mit diesen, aus meiner Sicht völlig unnötigen Fragen auseinanderzusetzen. Wichtig war in diesem Moment nur, wie es meinen Kindern ging.

In diesem Durcheinander von Feuerwehr, Sanität, Polizei, Bezirksanwaltschaft und Brandermittler fühlte ich mich total fremd. Ich wollte mir kurz ein Bild machen, wie es in unserem Dachraum aussah. Diesen Anblick werde ich ebensowenig vergessen wie den Brand selber: Alles war schwarz, mit einer dicken klebrigen Schicht belegt. Nichts mehr war von der Holzdecke zu sehen. Ein riesiges Durcheinander herrschte im Raum. Alle Einrichtungsgegenstände waren in der Hitze des Brandes geschmolzen. Meine Nähmaschine war noch als unförmiger Klumpen zu erkennen. Die Papierablagen auf unseren Pulten waren zu einem Brei zusammengeflossen. Ich konnte kaum glauben, was ich sah. Alle Innengläser der Dachfenster waren zersplittert und lagen am Boden. Der Lampenschirm in einer Ecke bestand nur noch aus einem Metallgestell, der Stoff war verschwunden. Ich ging lieber wieder nach unten.

Plötzlich kam mir in den Sinn, dass ich meinen Mann noch gar nicht benachrichtigt hatte. Ich rannte ins Haus zurück und erreichte ihn im Büro telefonisch.

Markus:
Barbara war am Apparat. Sie sagte mir, dass ich so schnell wie möglich nach Hause kommen solle. Die Buben hätten mit Streichhölzern gespielt und im Dachraum dadurch ein Feuer entfacht. Ich fragte, wie es Matthias und Emanuel gehe. Sie sagte mir, dass die beiden eine Rauchvergiftung hätten. Diese Meldung schockierte mich sehr. Doch ich dachte dabei an nichts Schlimmeres, als dass wir Sachschaden hätten, die Buben aber nicht in Lebensgefahr schwebten. Ich hoffte zu diesem Zeitpunkt nur, dass die gesundheitlichen Schäden von Emanuel und Matthias nicht so gefährlich waren, dass dadurch bleibende Schäden zurückblieben. Mein Chef hatte dieses Telefonat mitbekommen und bat sofort einen Arbeitskollegen, mich nach Hause zu fahren. Als ich mit meinem Arbeitskollegen heimfuhr, diskutierten wir darüber, wie gefährlich das Spielen mit Streichhölzern sein kann. Als wir in Rüti ankamen, war ich völlig überrascht ob dem riesigen Helferaufgebot, das bereitstand. Als ich auch noch die Helikopter der REGA sah, bekam ich plötzlich Angst. Erst jetzt realisierte ich die ganze Tragweite dieses Unglückes. Ich lief so schnell ich konnte zum Haus. Auf dem Vorplatz neben unserem Haus waren die Ärzte daran, Emanuel und Matthias mit allen Mitteln wiederzubeleben. Als ich meine beiden Buben da liegen sah, da hatte ich das Gefühl, dass es sehr ernst um ihren Gesundheitszustand stehe und dass ich möglicherweise zu spät gekommen war, um von meinen Kindern noch Abschied nehmen zu können. Ich ging ins Haus hinein, weil ich draussen nicht helfen konnte. Ich wollte sehen, wie es meiner Frau und Sarah ging. Die beiden waren bei diesem

Brand nicht zu Schaden gekommen. Meine Frau war da, und wir umarmten uns. Sie schilderte mir dann den Vorgang. Sarah war bei den Nachbarn.

Barbara:
Etwas später trafen die Schwiegereltern mit unserer Tochter Simona ein, um zur Geburtstagsfeier zu kommen. Ich weiss nur noch, dass alle ziemlich schockiert waren ob all dem Durcheinander um unser Haus. Mein Schwiegervater blieb draussen bei den Buben, während Simona mit meiner Schwiegermutter im Haus wartete. Mit den REGA-Equipen besprachen wir kurz das weitere Vorgehen. Da im Kinderspital Zürich keine Möglichkeit bestand, die Kinder zu versorgen, entschieden wir uns, Matthias nach Bern und Emanuel nach St. Gallen fliegen zu lassen. Mit meinem Mann kam ich überein, dass er nach Bern und ich nach St. Gallen fahren würde.

Markus:
Im Haus stank es nach Rauch. Ich ging in den Dachraum hinauf, um zu sehen, was hier passiert war. Der ganze Raum war schwarz. Jedoch brannte das Feuer nicht mehr, und auch der Rauch war nicht mehr da. Ich ging dann wieder hinunter, um zu sehen, wie es Matthias und Emanuel ging. Die Ärzte sagten mir, dass bei Emanuel das Herz wieder zu schlagen begonnen habe und sie jetzt daran seien, ihn transportfertig zu machen. Aus diesem Grund blieb ich draussen, um den Ärzten zu helfen, wo ich konnte. Als sie Emanuel auf die Bahre gelegt hatten, half ich, sie zum Helikopter zu tragen. Es war ein komisches Gefühl, so durch all die Leute zu

gehen, die schauten, was hier passiert war. Ich konnte diesen Leuten nicht in die Augen schauen. Als wir Emanuel in den Helikopter gebracht hatten, blieb ich noch so lange dort, um den Abflug zu verfolgen. Als der Helikopter weg war, ging ich mit den Helfern und meinem Vater wieder zum Haus zurück. René, ein Kollege von uns, arbeitet bei der Polizei und hatte gerade Dienst, als das Unglück passierte. Er half uns, all die neugierigen Zuschauer und vor allem die Medien von uns fernzuhalten. Deshalb bemerkte ich nichts von der Präsenz der verschiedenen Zeitungsleute und dem Fernsehen. Ich war froh, dass ich in dieser Situation nicht von Leuten mit Fragen belästigt wurde.

Barbara:
Eine REGA-Betreuerin informierte mich, Emanuel gehe es soweit gut. Während er auf der Bahre zum Helikopter getragen wurde, hielt ich seine Hand und sprach mit ihm. Nur kurz konnte ich mich von ihm verabschieden. Meine Eltern, die ebenfalls benachrichtigt worden waren, waren nun plötzlich neben mir. Ich sagte zu ihnen, sie sollten Emanuel verabschieden, er werde nach St. Gallen geflogen. Während wir zum Haus zurückgingen, erklärte ich meiner Mutter, es gebe nur wenig Hoffnung für beide Buben. Meine Eltern gingen dann ins Haus, um zu warten. Ein REGA-Pilot fragte uns, ob wir einen Psychologen beiziehen wollten. Ich dachte, so ein psychologisches Gefasel hat mir gerade noch gefehlt, und lehnte die angebotene Hilfe ab.

Markus:
Als ich wieder im Hause war, kam irgendwann einmal

ein Arzt herein und fragte, ob wir eine Betreuung benötigen würden. Er kenne jemanden, der sehr gut sei in solchen Situationen. Ich fragte Barbara, und wir sagten, dass wir diese Hilfe im Moment nicht brauchten. Ich wusste auch in diesem Augenblick nicht, wie uns dieser Mann hätte helfen können. Ich konnte ja selber nichts tun.

Barbara:
Ich wollte mich vergewissern, dass es Matthias auch etwas besser gehe. Der REGA-Arzt, Dr. Weiss, fragte mich, ob ich die Mutter sei. Da wusste ich, was er mir nun sagen würde. Er erklärte mir, es sei ihnen leider nicht mehr möglich gewesen, etwas für Matthias zu tun, und dass er trotz aller Bemühungen gestorben sei. Ich umarmte den Arzt, weil ich in dieser Situation einen Halt brauchte, und stammelte ohne Tränen: "O nein". Ich konnte nicht weinen; irgendwie schien das Erlebte und Gehörte nicht zu mir zu gehören. Mein Wunsch war nur noch, Matthias ins Haus zu bringen. Wie wenn Dr. Weiss meine Gedanken erraten hätte, fragte er mich im selben Moment, ob sie Matthias ins Haus tragen sollten. Wenigstens war das möglich, war meine erleichterte Feststellung.

Aus dem Kinderzimmer holte ich eine Bettdecke, und wir legten sie auf das Sofa im Wohnzimmer. Darauf betteten wir unseren Matthias. Wir sassen alle um ihn herum und weinten.

Markus:
Ich war von der Meldung über den Tod von Matthias völlig schockiert, aber ich hatte es irgendwie schon ge-

ahnt, dass er dieses Unglück nicht überleben würde. Jetzt brach ich in Tränen aus. Ich konnte dieses Unglück fast nicht richtig glauben. Matthias lag so friedlich da, als ob er schlafen würde.

Ich umarmte meinen Sohn. Ich streichelte ihm über die Haare. Und ich haderte mit dem Schicksal. Warum musste gerade in einer unserer glücklichsten Zeiten so etwas Unvorstellbares passieren? Ich war voller Schmerz. Mein Innerstes wollte die Wirklichkeit nicht wahrhaben.

Barbara:
Die Nachbarin kam zur Tür herein und fragte, wie es den Buben gehe. Ich konnte ihr kaum erklären, was passiert war, sondern zeigte nur auf den leblosen Matthias. Sie legte mir Sarah in den Arm und ging dann weinend aus dem Haus. Sarah hatte Hunger und schrie. Zum ersten Mal seit Stunden konnte ich etwas Ruhe finden und stillte meine kleine Tochter. Hoffentlich habe ich genug Milch nach dieser Tragödie, dachte ich, doch Sarah wurde satt. Zufrieden lag sie in meinen Armen.

Nun kam ein Polizist zu mir und wollte wissen, wo denn die Streichhölzer aufbewahrt wurden und was für eine Schachtel es gewesen wäre. Kurz beantwortete ich ihm seine Fragen. Er ging ins Dachgeschoss und kam kurze Zeit später mit einer praktisch unversehrt gebliebenen Schachtel zurück. “Waren das die Streichhölzer?” fragte er. Ich konnte nur nicken. Er erklärte nun, sie hätten neben dem Brandherd 15 Streichhölzer gefunden, die die Buben offensichtlich abgebrannt und dabei eine Kunststoffmatte in Brand gesetzt.

Der herbeigerufene Amtsarzt kam danach zu uns ins Wohnzimmer. Er schaute sich Matthias an und sagte: “Matthias ist nicht erstickt, sonst würde er anders aussehen. Er ist an den Folgen des Gifts gestorben, das sich durch den Brand des Kunststoffs entwickelt hat. Er musste nicht leiden, das ging sehr schnell.” Für mich war es ein gewisser Trost, dass Matthias ohne Schmerzen gestorben war.

Markus:
Nun betrat ein bisher nicht dagewesener Mann unser Haus. Es war der Familientherapeut Peter Fässler-Weibel, den der Arzt trotzdem gerufen hatte.

Barbara:
Er begrüsste die Anwesenden und verschaffte sich einen kurzen, intensiven Überblick über die Situation. Oder mit meinen Worten ausgedrückt: wie ein Scanner erfasste er das Bild unserer Familie. Dann stellte er sich mit Namen vor und sagte, dass er von der REGA aufgeboten worden sei. Für mich war es in diesem Moment gut, dass Peter, entgegen unserem Wunsch, trotzdem beigezogen wurde.

Peter:
Die REGA-Zentrale hatte mich aufgeboten. Mit wenigen Worten wurde ich über das Vorgefallene informiert, und ich fuhr los. Es war kurz nach halb fünf Uhr. Der Feierabendverkehr stresste mich masslos, ich benötigte von Winterthur aus gut eine Stunde bis nach Rüti. Eingangs Rüti wurde ich von einem Polizeifahrzeug abgefangen und zum Haus gelotst. Vor dem Haus traf

ich ein heilloses Durcheinander an, die Menschen standen wie gelähmt und angewurzelt herum. Die Betroffenheit war unendlich gross. Der REGA-Arzt informierte mich über die Ereignisse und erklärte mir, dass Matthias bereits gestorben sei. Der jüngere Knabe, Emanuel, sei nach St. Gallen geflogen worden. Seine Prognose sei aber äusserst schlecht. Er habe die Eltern gefragt, ob sie eine Betreuung wünschten. Diese hätten jedoch fürs erste verneint. Er glaube trotzdem, dass mein Kommen sinnvoll sei. Er ging mit mir ins Haus hinein und stellte mich den Eltern vor. Wortlos standen oder sassen erwachsene Menschen im Wohnzimmer. Matthias lag mit einer Bettdecke zugedeckt auf dem Sofa. Ich begrüsste die Eltern, bückte mich anschliessend zu Matthias und fragte ihn: "Matthias, was isch au mit dir passiert?" In der nun anschliessenden Ruhe und Stille verharrten wir einige Minuten - eine lange Zeit.

Barbara:
Unsere Wellenlänge stimmte in diesem Moment. Peter sprach mit dem verstorbenen Matthias, so wie wenn er noch leben würde.

Markus:
Wir sprachen, glaube ich, ein paar Worte. Ich weiss nicht mehr, ob ich mit ihm in den Dachraum gegangen bin, um den Schaden nochmals zu besichtigen. Ich konnte auch nicht ruhig sitzen. Ich musste herumlaufen.

Peter:
Wir sind tatsächlich in den Dachraum hinaufgegangen. Dort hat mir Markus detailliert erklärt, was sich hier

abgespielt hat. Angebrannte oder angesengte Dachbalken zeugten von grosser Hitze. Der ganze Raum war mit klebrigem Russ überzogen. Nur an zwei Stellen war der Teppich weiss - dort hatten die beiden Buben gelegen. Zurück im Wohnzimmer, sassen wir wieder bei Matthias, dessen Gesicht mit Russ überzogen war.

Markus:
Als die erste Schmerzwelle vorbei war, fragte uns Peter, ob wir unseren Sohn waschen wollten. Barbara und ich zogen Matthias alle Kleider aus. Ich nahm ihn in meine Arme und trug ihn in den ersten Stock hinauf, ins Badezimmer. Dort füllten wir die Badewanne mit warmem Wasser, und ich legte Matthias in die Badewanne. In diesem Moment überkam mich eine unendliche Liebe zu meinem Sohn. Ich wusch meinen Sohn sehr liebevoll. Ich sprach mit ihm. Ich sagte, dass ich nicht böse sei, sondern dass ich sehr traurig sei, weil ich nicht mehr mit ihm spielen, lachen, weinen und schimpfen könne. Auch mit Seife war es nicht einfach, den Russ und Dreck von Matthias' Gesicht herunter zu waschen. Nachdem wir ihn gebadet hatten, nahm ich ihn wieder aus der Badewanne und trocknete ihn ab. Mit einem duftenden Öl rieb ich Matthias' Körper ein.

Barbara:
Ich suchte für ihn neue Kleider zum Anziehen aus. Ich zog ihm seine Lieblingsunterhose, die mit Batman-Zeichen verziert war, an. An Hose und Pullover wählte ich das Bequemste aus. Er trug gerne gebrauchte Kleider seines Kollegen. Deshalb kleidete ich ihn darin ein.

Markus:
Anschliessend trug ich ihn wieder ins Wohnzimmer hinunter. Ich legte ihm sein Lieblingsstofftier, sein kleines Meerschweinchen, in den Arm.

Barbara:
Meine Mutter fand, da es Matthias' Geburtstag sei, sollten wir doch vier Kerzen anzünden. Also suchte ich vier Kerzen und stellte sie auf das Tischchen neben Matthias. Aus der Küche holte ich seinen Kuchen. Nun zündeten wir die Kerzen an, und weinend sassen wir nun alle um unseren toten Geburtstagsbuben. Ich konnte es immer noch nicht fassen, dass er nie mehr aufstehen würde. Er sah plötzlich so viel älter aus als vierjährig. Vermutlich waren die vielen Medikamente, die ihm während der Reanimation verabreicht worden waren, schuld daran, dass sein Körper aufgedunsen war. Simona wollte wissen, ob denn nun Matthias nie mehr aufstehen und spielen werde. Er sehe ja aus, wie wenn er schlafe. Wir erklärten ihr, dass Matthias nie mehr aufwachen würde.

Markus:
Nach einiger Zeit sagte mir Peter, dass ich von Matthias Fotos machen könne, falls ich dies wolle. Zuerst schien mir dieser Vorschlag nutzlos. Ich dachte: Wozu denn? Ich wollte ihn so in Erinnerung behalten, wie er gelebt hatte. Doch entschied ich mich dennoch dazu, diese Fotos zu machen.

Peter:
Für mich wurde nun klar, dass wir für Matthias jetzt

nichts mehr tun konnten. Von Emanuel und seinem Zustand wussten wir zu diesem Zeitpunkt noch wenig. Ich überlegte mir, ob es nicht klug wäre, so rasch wie nur möglich zu Emanuel zu fahren und ihn zu unterstützen.

Markus:
Nachdem wir alles, was wir für Matthias noch tun konnten, gemacht hatten, sagte uns Peter, dass wir nun mit dem Spital in St. Gallen Kontakt aufnehmen sollten. Ich rief den zuständigen Arzt an. Dieser informierte mich, dass Emanuel auf der Intensivstation sei und sein Zustand im Moment nicht beurteilt werden könne, weil seine Körpertemperatur zu niedrig sei.

Peter:
Der Arzt verlangte noch mich ans Telefon. Mir erklärte er, dass der Zustand von Emanuel trotz momentaner Stabilität hoffnungslos sei. Man wolle noch die Nacht abwarten und im Verlaufe des Vormittags weitere Untersuchungen anstellen. Es frage sich, ob eine Präsenz der Eltern in diesem Moment sinnvoll sei. Ich bestand darauf, zusammen mit den Eltern nun zu Emanuel zu fahren.

Markus:
Nach diesem Gespräch berieten Barbara, Peter und ich, was wir im Moment tun könnten. Barbara und ich wollten nach St. Gallen fahren. Ich hatte jedoch Mühe, Matthias alleine im Hause zu lassen. Meine Eltern boten sich an, im Haus zu bleiben und für Matthias die Totenwache zu übernehmen. Wir legten Matthias in seinem

Zimmer im ersten Stock auf sein Bett und machten uns für die Fahrt nach St.Gallen bereit. Peter anerbot, dass er uns fahren würde. Doch ich wollte selber fahren. Er sagte uns auch, dass es um Emanuel sehr schlecht stehe und wir eine Decke mitnehmen sollten. Es sei fraglich, ob er diese Nacht überleben werde. Ich war für diese klaren Worte von Peter dankbar. Es nützte mir ja nichts, wenn mir falsche Hoffnungen gemacht wurden. So nahmen wir alles mit, was wir benötigten, und fuhren nach St. Gallen.

Barbara:
Meine Eltern wollten nun nach Hause fahren und Simona mitnehmen. Unsere älteste Tochter fand, sie würde lieber mit den Grosseltern mitgehen, denn hier zu Hause sei es viel zu traurig. Wir verabschiedeten uns von unseren Eltern. Meine Mutter sagte: "Ihr steht vor einer schweren Entscheidung. Ich hoffe, ihr könnt euch mit Emanuel zu einer für ihn guten Lösung entschliessen." Sarah packten wir ins Auto und fuhren hinter Peter her Richtung St. Gallen. Wir wussten in etwa, was uns erwarten würde. Eine grosse Chance sah ich nicht. Wir sprachen nicht viel im Auto.

Für mich war klar, dass lebensverlängernde Massnahmen für Emanuel nicht in Frage kamen. Ich hatte schon einige Male mit Markus darüber diskutiert, wie wir uns entscheiden würden, wenn einem von uns ein Unfall passierte. Wir waren übereingekommen, dass ein Leben an Maschinen nicht wünschenswert wäre. Also war es für uns beide klar, dass wir auch unserem Sohn Emanuel dies nicht zumuten wollten.

Peter:
Wir fuhren mit zwei Autos nach St. Gallen. Ich fuhr alleine. Mir war es nicht wohl. Der erste Kontakt auf der Intensivstation war eher unangenehm.

Markus:
Als wir dort ankamen, gingen wir sofort in die Intensivabteilung. Wir konnten Emanuel sehen, wir er an Schläuchen hing. Mit dieser Apparatur hielten sie ihn im Moment am Leben.

Barbara:
Ich hatte weiche Knie und gemischte Gefühle. Das Personal erwartete uns bereits und führte uns zu Emanuel. Er lag leblos in seinem Spitalbett, angeschlossen an Schläuche und Apparate. Hatte er, wie ich es empfand, auf uns gewartet? Ich setzte mich an sein Bett und sprach mit ihm: "Emanuel, es ist schön, dass du noch lebst und ich nun bei dir sein kann. Wenn du so bei uns bleiben willst, dann akzeptiere ich das. Wenn du aber sterben möchtest und zu deinem Bruder Matthias gehen möchtest, dann halte ich dich nicht zurück. Was auch immer du willst, ich muss es hinnehmen, wie es für dich gut ist." Dabei streichelte ich seine kalten Hände und sein Gesicht. Ich spürte, dass auch sein Leben nicht mehr allzulange dauern würde. Irgendwie waren seine Hände schon beinahe so leblos, wie sie zuletzt bei Matthias gewesen waren.

Peter:
Ich stand zwischen zwei Fronten. Für Barbara und Markus schien klar zu sein, dass lebensverlängernde

Massnahmen nicht in Frage kamen, sollte sein Zustand hoffnungslos sein. Diese Hoffnungslosigkeit war mir vorher am Telefon kommuniziert worden. Nun traten eine Ärztin, ein Arzt und eine Krankenschwester ans Bett. Die Ärztin stellte sich vor. Sie war die Leiterin der Intensivpflegestation, und sie erklärte, dass ihr Dienst beendet sei und ihr Kollege nun übernommen habe.

Markus:
Mit dem Arzt wollten wir über den Zustand von Emanuel reden, ohne beschönigende Worte. Wir sagten ihm, dass wir die Verantwortung für Matthias übernehmen würden, sollte es für ihn keine Hoffnung mehr geben. Wir wünschten in diesem Fall, dass die Apparate abgestellt würden. Der Arzt ging nicht besonders darauf ein. Wir führten ein langes und zähes Gespräch mit ihm. Er erklärte uns, wie es um Emanuel stand. Er sagte, sie hätten ihn untersucht und verschiedene Tests gemacht. Sein Gehirn arbeite nicht mehr, doch könne er noch nichts Genaues sagen, weil die Körpertemperatur zu niedrig sei.

Barbara:
Ich wollte nun wissen, was das genau heisse. Gab es noch eine Chance oder nicht? Ich erklärte ihm auch, dass ich von Emanuels Zustand Kenntnis hätte und geringe Überlebenschancen sähe. Lebensverlängernde Massnahmen kämen für mich nicht in Frage. Der Arzt vertrat die Meinung, dass wir Emanuel noch eine Chance geben und warten sollten, bis die Körpertemperatur normal sei. Zudem müssten am Morgen nochmals

die gleichen Tests durchgeführt werden. "Und was ist, würde man die Maschinen jetzt abstellen?" fragte ich. Darauf konnte oder wollte er mir keine Antwort geben. "Ist das aktive Sterbehilfe?" wollte ich wissen. "Ja - nein, das kann man so nicht sagen, dafür ist es zu früh. Wir sollten Emanuel nochmals eine Chance geben und die Tests abwarten", erwiderte der Arzt. Da unser Standpunkt klar war, sagten wir ihm: "Wenn wir von hier aus nach Hause fahren, dann nehmen wir Emanuel mit, sollte er sterben." Dies sei gesetzlich nicht erlaubt, wollte er uns weismachen. Wir beharrten auf unserem Standpunkt. Wir hätten die Bettdecke mitgebracht und seien der festen Überzeugung, dass dies gehe, erklärten wir.

Peter:
Seitens des Arztes spürte ich eine grosse Unlust, sich mit uns auseinanderzusetzen. Er betonte immer wieder, dass im Moment nichts weiter getan werden könne und wir Emanuel eine Chance geben müssten. Auf die vorgetragenen Anliegen ging er nicht ein. Mir schien, die ganze Angelegenheit hat ihn massiv gefordert, wahrscheinlich gar überfordert.

Markus:
Der Arzt wollte uns nach Hause schicken und uns telefonisch informieren, sollte es Emanuel schlechter gehen. Doch wir erklärten ihm, dass wir bis am Morgen bei ihm bleiben würden. Sie hätten keine Betten für Eltern, wir könnten uns lediglich im Nebenraum auf ein Sofa legen, meinte der Arzt daraufhin. Wir beharrten auf unserem Standpunkt und blieben.

Barbara:
Das ganze Gespräch war recht mühsam. Ich verstand etwas nicht so genau: An welche Chance glaubte der Arzt? Zudem wollte er uns nach Hause schicken. Die Krankenschwester war sehr nett. Sie sah oft nach Emanuel und sprach mit ihm. Wir sassen am Bett unseres Jungen, und ich hoffte, Emanuel würde seinen Weg alleine finden.

Markus:
Gegen 23 Uhr kamen Barbaras Schwester und deren Mann in die Klinik, mein Schwager war Emanuels Pate. Sie wollten uns moralisch unterstützen und entlasten. Sie betreuten Emanuel die nächsten zwei Stunden. Ich war zu nervös, um an seinem Bett zu sitzen.

Peter:
Nach der Klärung der Bedürfnisse bin ich nach Hause gefahren - jederzeit rückrufbereit.

Barbara:
Meine Schwester hatte als ausgebildete Physiotherapeutin einige Zeit auf der IPS im Universitätsspital gearbeitet und machte uns etwas Mut. "Wir hatten Patienten, die auch klinisch tot waren und trotzdem als gesunde Menschen das Spital wieder verliessen", sagte sie. Bei Emanuel war das kaum möglich. "Denkst du, Matthias wäre gestorben, wenn es nicht so gravierend gewesen wäre", wandte ich ein. Meine Schwester hatte zu diesem Zeitpunkt noch einen Funken Hoffnung, wie sie mir später erzählte.

Langsam war ich von diesem harten Tag todmüde

und musste meine Kräfte für das Stillen von Sarah gebrauchen. Deshalb legte ich mich im Warteraum aufs Sofa. Ich hatte Angst, die Augen zu schliessen. Ich dachte, dass ich dann die Flammen wieder sehen würde. Doch die Müdigkeit war grösser als die Angst. Ausserdem konnte ich ja nicht das weitere Leben nur noch wach bleiben, nur um die schrecklichen Bilder nie mehr sehen zu müssen. Ich schloss meine Augen und sah nochmals das Feuer, meine Buben unter dem Tisch sitzend. Der ganze Tag lief wie ein Film auf der Leinwand vor mir ab. Irgendwann muss ich dann trotzdem eingeschlafen sein. Ich träumte, ich stehe vor unserem Haus und erzähle meiner Nachbarin, dass Emanuel gestorben sei.

Markus:
Um ca. 3 Uhr morgens legte sich meine Nervosität, und ich konnte jetzt bei Emanuel bleiben. Nun wurde sein Kreislauf schwächer. Ich ging ins Nebenzimmer, um Barbara zu rufen.

Barbara:
Ich war bereits aufgewacht, weil ich spürte, dass Emanuel nun sterben würde. Sofort eilte ich mit Markus ins Krankenzimmer zurück.

Markus:
Ich streichelte Emanuels Kopf, seinen Körper, und ich redete mit ihm.

Barbara:
Ich setzte mich an sein Bett und hielt seine Hand. Eine

Schwester fragte, ob sie nun Peter rufen solle. Doch wir meinten, es gehe auch so, man solle ihn noch schlafen lassen. Emanuel wurde schwächer und schwächer. Es war eine Frage der Zeit, bis er sterben würde. Markus weinte neben mir und sagte immer wieder: "Aber nicht auch noch unser Emanuel soll sterben, das ist so gemein." Ich weinte und sagte: "Wir müssen ihn gehen lassen, wenn er sterben will." Ich hoffte, er würde nicht leiden müssen. Plötzlich bemerkte ich, dass ich Emanuel noch zurückhielt. Als mir dies bewusst wurde, verspürte ich Krämpfe im Bauch, wie bei einer Geburt. Ich fragte die Schwester, ob es nicht möglich sei, Emanuel in die Arme zu nehmen. Sie sagte daraufhin, dass dies wegen der vielen Schläuche nicht gehe.

Markus:
Also legte ich mich auf die rechte Seite neben Emanuel ins Bett, und Barbara legte sich auf die andere Seite. Wir konnten ihn so in unsern Armen halten. Ich wollte ihm so nahe wie möglich sein, sollte er zum "lieben Gott" gehen.

Barbara:
Ich streichelte Emanuel und fühlte ihn ganz nahe bei mir. Ich war unendlich traurig, dass ich auch noch den zweiten geliebten Sohn hergeben musste. Ich betete, dass der liebe Gott auch unsern Emanuel in seine Obhut nehmen und gut für ihn sorgen möge.

Markus:
Um ca. 4.30 Uhr verliess der letzte Lebenshauch Emanuels Körper. Bis zu dieser Zeit hatte ich aufgrund der

Aussagen des Arztes immer wieder eine kleine Hoffnung, dass Emanuel weiterleben könnte. Nun aber war der Zeitpunkt gekommen, um von ihm Abschied zu nehmen. Der Blutdruck sank sehr schnell. Und auch die Hilfe mit Medikamenten nützte nichts mehr. Zu diesem Zeitpunkt starb Emanuel für mich schon zum zweiten Mal. Er schlief friedlich ein, ohne nochmals ein Lebenszeichen von sich zu geben. Wir blieben noch eine Weile neben Emanuel.

Barbara:
Die Ärzte und Schwestern standen unten am Bett, und meine Schwester und der Schwager sassen neben uns. Die Krankenschwester hatte das Beatmungsgerät abgestellt. Dieses Gepfeife und Gesurre war sehr störend gewesen. So begleiteten wir Emanuel die letzten paar Minuten bis zu seinem Tod. Er war ganz friedlich eingeschlafen. Im Augenblick seines Todes schrie Sarah im Nebenzimmer ganz laut. Es war für mich klar, dass sie spürte, dass ihr Brüderchen gestorben war. Das Pflegepersonal nahm Sarah in Obhut, bis ich für sie Zeit hatte. Einige Zeit lagen wir noch mit unserem kleinen Buben im Bett. Danach entfernte die Schwester die Schläuche und Infusionen. Wir baten darum, ein Foto von Emanuel zu machen. Nun war es an uns, wir wollten auch Emanuel selber waschen.

Markus:
Wir verlangten Wasser und Seife und wuschen Emanuel, so sauber es uns möglich war. Auch er war russig und schmutzig im Gesicht. Danach rieben wir seinen Körper mit einer Lotion ein.

Barbara:
Da ich vergessen hatte, Kleider mitzunehmen, erhielten wir ein Spitalnachthemd, in das wir Emanuel einkleideten. Nun kam der Arzt zu uns und sprach uns sein Beileid aus. Sie hätten alles in ihrer Macht Stehende getan. Leider sei ihre Hilfe vergebens gewesen. Er habe jedoch schon bei der Einlieferung auf dem Ultraschallbild gesehen, dass Emanuels Herz stark angegriffen war. Auch die anderen Organe seien schwer geschädigt gewesen. Es habe keine Überlebensmöglichkeit gegeben. Warum er dann uns etwas anderes sagte, ja uns noch von Chancen erzählte, weiss ich nicht und habe ich ihn auch nicht danach gefragt.

Peter:
Ich wurde etwa um fünf Uhr morgens durch die Schwester informiert. Eine knappe Stunde später war ich wieder im Spital. Barbara und Markus sassen im Nebenzimmer. Barbara stillte Sarah, und Markus hielt Emanuel auf den Armen. Erneut verharrten wir eine geraume Zeit wortlos. Dann entschieden wir uns, mit Emanuel nach Hause zu fahren. Darüber informierte ich den diensthabenden Arzt, der sogleich Zustände bekam und die Meinung vertrat, dass dies gesetzlich nicht erlaubt sei. Dies wiederum interessierte mich wenig. Ich informierte ihn über die Modalitäten in Winterthur und übernahm die volle Verantwortung. Kurz danach verliessen wir das Spital.

Markus:
Danach nahm ich Emanuel auf meine Arme und trug ihn zum Auto hinunter. Es war jetzt ungefähr sechs

Uhr. Peter fuhr voraus und informierte meine Eltern, dass wir nächstens mit Emanuel heimkommen würden.

Barbara:
Es war früher Morgen, es begann schon langsam heller zu werden. Auf den Bäumen vor dem Spital sangen die ersten Vögel. Irgendwie war ich erleichtert und befreit. Emanuel hatte uns die Entscheidung abgenommen, und wir nahmen ihn zu seinem grossen Bruder nach Hause.

Markus:
Als wir zu Hause ankamen, trug ich Emanuel auf den Armen ins Zimmer hinauf, wo schon Matthias lag. Wir zogen Emanuel neue Kleider an und legten ihn neben Matthias ins Bett. Beide sahen so friedlich aus, als ob sie schliefen. Matthias hatte die Augenlider nicht ganz geschlossen. So hatte er auch immer geschlafen. Mich überkam eine unendliche Traurigkeit. Ich spürte, dass die schöne Zeit, die wir mit unseren beiden Buben verbracht hatten, nun abrupt zu Ende war.

Barbara:
Für mich war es sehr wichtig, dass die beiden Buben einander die Hand halten konnten, als sie zusammen im Bett lagen. Emanuels Stofffuchs fand seinen Platz an seiner Seite. Eine Weile sass ich noch an ihrem Bett. Irgendwie hatte ich das Gefühl, im falschen Film zu sitzen. Es war doch so schön gewesen mit meiner grossen Familie. Die Buben sorgten zusammen mit den Mädchen für viel Betrieb. Nun war es plötzlich still in unserem Haus. Ich kam mir nutzlos vor und legte mich für eine Stunde hin.

Markus:
Ich weiss nicht, ob ich nachher noch ein bisschen schlafen gegangen war. Später jedoch ging ich ins Kinderzimmer, in der Annahme oder Hoffnung, dass ich dieses Unglück nur geträumt hatte und die beiden Buben im Zimmer nur schlafen würden. So unwirklich und so unfassbar war dieses Ereignis für mich, dass ich es einfach nicht glauben wollte oder konnte. Als ich im Zimmer war, erfasste mich die Realität wieder. Ich ging zu meinen beiden Buben und streichelte ihnen über den Kopf, die Haare, den Körper. Und die ganze Zeit musste ich weinen. Ich sprach auch mit ihnen. Ich sprach wie schon so oft mit Gott. Wieso haben diese beiden glücklichen Buben uns so früh verlassen müssen? So blieb ich sicher eine halbe Stunde bei meinen beiden Buben. Nachher duschte ich mich und ging hinunter, um mir einen Kaffee zu machen. Essen konnte ich nichts. Jetzt sei die Zeit gekommen, forderte mich Peter auf, die engsten Verwandten und Bekannten zu benachrichtigen. Dies war für mich sehr schwer. Doch ich wusste, dass er recht hatte, und fing an, alle Verwandten und Bekannten zu informieren. Nach diesen Telefonaten musste ich wieder weinen. Den Leuten aus eigenem Munde zu sagen, dass durch dieses Unglück Matthias und Emanuel gestorben waren, war für mich unendlich schwer, weil es mich mit der Realität konfrontierte. Mein Gefühl wehrte sich dagegen.

Barbara:
Etwas ausgeruht, merkte ich, dass ich seit bald einem Tag nichts mehr gegessen hatte. Ich musste mich richtig zwingen, um etwas hinunterzubringen. Am besten

ging es mit viel Flüssigkeit. Der Geruch von Brand war im ganzen Haus wahrzunehmen. Auch meine Kleider rochen nicht eben gut. In der Aufregung und dem Durcheinander hatte ich das nicht einmal bemerkt. Ich beschloss, zu duschen und mich etwas zu erfrischen. Zum ersten Mal konnte ich mir nun einen kurzen Überblick in unserem Haus verschaffen. Das Dachgeschoss hatte ich bereits am Vortag begutachtet. Doch auch das Treppenhaus war stark in Mitleidenschaft gezogen worden. Teilweise war der Teppich voller Brandlöcher und schwarz von den vielen Schuhen, die ihn während Stunden überquert hatten. Die Wände waren nicht mehr nur weiss, sondern wiesen Spuren von den Feuerwehrschläuchen in allen Farben auf. Das Badezimmer und das Kinderzimmer waren teilweise auch mit einer ölig-schmierigen Sauce bedeckt. Am störendsten war der eklige Brandgeruch, und ich hatte vor allem Angst, dass es für Sarah schädlich sein könnte. Doch Peter beruhigte mich: Sarah huste nicht und atme ganz ruhig und normal.

Markus:
An diesem Morgen wurden wir von einem Herrn der Gebäudeversicherung kontaktiert. Der Schaden müsse so schnell wie möglich behoben werden, sagte der Mann. Also musste ich mit ihm in den Dachstock, um das Ausmass des Schadens anzuschauen. Er bat mich, dass einige Handwerker am Nachmittag den Schaden ansehen könnten, um eine Offerte betreffend Schadensbehebung zu machen. Ich dachte mir, das ist wohl so üblich, und sagte zu. Am Nachmittag kamen diese Handwerker und der Mann von der Gebäudeversiche-

rung zu uns ins Haus. Er erklärte mir, dass man alles mit Reinigen beheben könnte. Im Dachraum sagte der Mann von der Gebäudeversicherung den Handwerkern, dass sie die Reinigung der Balken und Wände berechnen und offerieren sollten. Ich dachte mir nichts dabei. Eine Äusserung eines Handwerkers machte mich jedoch stutzig, weil dieser sagte, dass dieser Schaden niemals so behoben werden könne. Ich fragte den Mann von der Versicherung nach anderen Möglichkeiten der Schadensbehebung. Ich sprach auch von einem neuen Dach. Darauf sagte er mir, dass dies nie in Frage käme, da der Schaden zu gering sei. Weiter konnte ich mich nicht auf eine Diskussion einlassen, denn meine Kräfte liessen nach, und das Bewusstsein, meine beiden Buben verloren zu haben, raubte mir beinahe den Verstand. Deshalb kümmerte ich mich nicht mehr gross um diese Sanierung und ging wieder zu meinen beiden Buben ins Zimmer, um so lange wie möglich bei ihnen sein zu können.

Barbara:
Ich erinnere mich noch gut an die Worte des Kreisschätzers der Gebäudeversicherung: “In Ihrem Fall tun wir alles für Sie!” Ich hatte kein so gutes Gefühl und sagte zu Markus, ob wir nicht besser einen Anwalt beiziehen sollten. Wir hätten ja keine Ahnung, was noch alles auf uns zukommen würde. Doch Markus hatte keine Bedenken, was sich leider im nachhinein als grossen Irrtum herausstellte. Irgendwann am Dienstag klingelte es an der Haustüre. Markus öffnete, und ich hörte ihn kurz mit jemandem reden. Als er zurückkam, sagte er, es sei ein Reporter von Tele-Züri gewesen, der

Interviews mit Nachbarn machen wollte. Ich war wütend. Vor dem Mittag kam eine Freundin zu uns, die froh war, mit uns sprechen zu können. Am Nachmittag kamen noch eine Nachbarin und weitere Kollegen vorbei. Freundlicherweise anerbot sich die Nachbarin, für uns zu kochen, damit wir etwas essen würden. Das war für uns eine grosse Hilfe, denn ich hatte keine Idee und auch keine Lust zum Kochen.

Markus:
Verwandte und Bekannte, die wir angerufen hatten, kamen vorbei. Mit ihnen zu sprechen, ihren Trost und ihr Mitgefühl zu spüren, war für mich eine kleine Erleichterung. Ich wurde dadurch auch teilweise abgelenkt. Es war für mich ein relativ hektischer Tag. Am Abend diskutierten wir mit Peter, wie es mit den Buben weitergehen solle. Er riet uns, Matthias und Emanuel so lange wie möglich bei uns zu behalten, damit wir richtig von ihnen Abschied nehmen konnten. Er sagte uns auch, dass mit der Zeit ein Verwesungsgeruch aufkommen würde. Um diesen Geruch zu übertönen, kauften wir Duftlämpchen. Dies gab dem Raum auch eine ganz andere Atmosphäre. Wir sprachen auch über die Art der Beerdigung. Peter sagte uns, dass wir dies relativ rasch entscheiden müssten.

Gegen Abend gingen wir auf das Zivilstandsamt. Die Beamtin klärte uns über die Formalitäten auf. Wir besprachen die Beisetzung und äusserten unsere Vorstellungen. Wir wollten für unsere Buben ein gemeinsames Grab. Die Beerdigung legten wir auf Freitagnachmittag fest. Unseren Wünschen konnte entsprochen werden. Im Verlaufe der folgenden Nacht wurde es für uns immer klarer, dass wir einen Doppelsarg wollten. Am nächsten Tag rief ich die Zivilstandsbeamtin an und fragte sie, ob es möglich sei, einen gemeinsamen Sarg für die Buben zu bekommen. Sie erklärte daraufhin, dass dies nicht üblich sei. Jedoch war sie bereit, alles, was möglich war, für uns zu tun. Wir bekamen dann die Nachricht, dass dieser Doppelsarg gemacht werde.

Barbara:
Am Dienstagabend war ich mit Markus und Sarah alleine zu Hause. Wir hatten noch Besuch gehabt und waren nun froh, endlich am Bett von Matthias und Emanuel sitzen zu können. Trotz der grossen Trauer sprachen wir darüber, was die Buben für unser Leben bedeuteten. Zu meiner Überraschung hatten wir in der Nacht beide denselben Gedanken gehabt, nämlich den eines Doppelsarges. Ich war froh, dass Markus schon alles geklärt hatte. Es war uns sogar möglich, die Überführung des Sarges von unserem Haus zum Friedhof selber zu machen. Diese Überführung lag mir sehr auf dem Magen. Ich konnte mir einfach nicht vorstellen, dass ich meine lieben Kinder aus dem Haus geben könnte. Peter beruhigte mich und sagte: “Sie werden sich verändern, du wirst es akzeptieren und sie fortgehen lassen können.” Ich begann nun mit dem Aufsetzen der Todesanzeige. Es sollte ein letztes Lebewohl sein für die Jungen. Mit Markus nahm ich noch Korrekturen vor, und er brachte den Entwurf in die Druckerei.

Markus:
Danach mussten wir mit dem Vertreter der Mobiliarversicherung und einem Mann einer Brandsanierungsfirma die Einzelheiten über das weitere Vorgehen besprechen. Es war uns nicht möglich, all das verbrannte Zeug aus dem Dachraum zu schleppen. Dazu wurde eine Spezialfirma gerufen. Der Versicherungsvertreter war sehr nett und meinte, wir sollten uns Zeit lassen, um eine Schadensliste zu erstellen, seine Versicherung würde den Schaden abgelten, was auch so war. Am Nachmittag besuchten uns Bekannte und Freunde. Viele nahmen ihre Kinder mit. Einige brachten Zeichnungen und Blumen mit, die wir zu den Buben legten.

Barbara:
Vorsichtig betasteten die Kinder die beiden toten Buben. "Spielen sie jetzt nie mehr mit uns?" wollten einige wissen. Dann nahmen sie ganz selbstverständlich Autos und Legosteine aus den Truhen und begannen damit zu spielen. Die Mütter und Väter reagierten darauf meist entsetzt, doch ich beruhigte sie dann und liess die Kinder spielen. Es war eindrücklich, zu sehen, wie natürlich Kinder mit dem Tod umgehen und wie gehemmt dagegen die Erwachsenen reagierten. Die Bedenken einiger Eltern, Kinder Tote anschauen zu lassen, waren nicht begründet. Keines der Kinder hatte ein Problem mit dem Ansehen und Berühren von Matthias und Emanuel. Einige zeichneten zu Hause plötzlich Engel und stellten viele Fragen über den Himmel und den lieben Gott. Einzig die Freundin von Matthias hatte lange Zeit grosse Probleme, über den Tod ihres Spiel-

kameraden hinwegzukommen. Sie durfte ihm nicht auf Wiedersehen sagen und konnte nicht verstehen, warum Matthias sie nicht mehr besuchte. Mit den Worten, Matthias sei tot, konnte sie als Vierjährige nicht viel anfangen.

Zwischen den Besuchen beschriftete ich unter Mithilfe von Freundinnen die Couverts für den Versand der Anzeigen. Um etwas Ruhe und vor allem bessere Luft zu haben, konnte ich vorübergehend im Nachbarhaus wohnen.

Markus:
Am Mittwochabend kam der Dorfpfarrer vorbei. Wir hatten ein langes und sehr persönliches Gespräch mit ihm. Er fand es auch wichtig, etwas über die beiden Buben zu erfahren.

Barbara:
Ich erklärte mich bereit, so etwas wie einen Lebenslauf zu verfassen. Es war unser Wunsch, den Sarg in unserem Beisein zu bestatten. Doch diesen Wunsch wollten uns die Friedhofsgärtner nicht erfüllen. Da würden die Leute in Ohnmacht fallen, und es gäbe Szenen am Grab. Der Pfarrer wollte sich für unser Anliegen einsetzen und versprach, mit den Gärtnern zu sprechen. Zum Abschluss unserer Besprechung setzten wir uns noch gemeinsam ans Bett der Buben. Auch für unseren Pfarrer war es eindrücklich, zu erleben, wie es ist, wenn man die Verstorbenen bis zur Beerdigung zu Hause behalten darf. Er fand es sehr schön, dass wir unsere Kinder bei uns hatten, und zwar so lange, wie wir es für richtig hielten.

Markus:
Der Donnerstag war anstrengend. Am Morgen rückten die Leute der Brandsanierungsfirma an. Im Dachstock mussten wir erklären, welche Sachen wir behalten wollten und welche weggeworfen werden konnten. Es gab Missverständnisse. Zum Teil wurde das Falsche fortgeworfen. Heute würde ich es anders machen. Ich würde alle Sachen aufbewahren und erst zu einem späteren Zeitpunkt selbständig sortieren und wegwerfen. Es gingen zu viele persönliche Sachen in den Abfall. Doch damals war es uns wichtig, dass das stinkende Mobiliar so schnell wie möglich aus dem Haus kam.

Barbara:
Ich fand kaum Zeit, den Lebenslauf von Matthias und Emanuel zu schreiben. Beileidskarten kamen ins Haus und mussten gelesen werden. Ausserdem musste ich immer wieder Zeit finden, um mich Sarah zu widmen. Sie war zum Glück ein pflegeleichtes Kind und schlief viel. Simona hatte wenig Lust, nach Hause zu kommen. In der Zwischenzeit war sie zu ihrer Freundin gezogen, um der Trauer etwas zu entfliehen. Für mich war das einerseits eine Erleichterung, andererseits dachte ich, sie sollte ihre Brüder doch wieder einmal besuchen.

Markus:
Wie uns Peter gesagt hatte, veränderten sich die Körper von Matthias und Emanuel. Die Verwesung setzte langsam ein. Mit Duftlämpchen und Kerzen gelang es uns jedoch, ein annehmbares Klima zu schaffen. Barbara und ich sassen jede freie Minute am Bett der beiden Buben. Wir spürten, wie nun nach und nach alles Le-

ben aus ihren kleinen Körpern wich. Es war für uns nun vorstellbar, sie zu beerdigen, obwohl beim Sprechen darüber doch immer wieder Angst aufkam.

Barbara:
Am Nachmittag fuhr ich mit der Nachbarin zum Gärtner und kaufte Blumen für die Beerdigung. Da ich als Floristin schon viele Kirchen dekoriert hatte, wollte ich unbedingt ein Gesteck für die Beerdigung meiner Söhne machen. Gegen Abend wurde dann der Sarg geliefert. Er war weiss und innen mit süssen Rüschen geschmückt. Ich konnte mich nicht dazu durchringen, meine Kinder hineinzulegen. Das ist doch viel zu unschuldig und steril für unsere kleinen Lauser, sagte ich. Also legte ich ein gelbes Badetuch in den Sarg. Als Kopfkissen verwendete ich den Anzug mit dem Pingu darauf.

Markus:
Behutsam betteten wir unsere Buben gemeinsam in den Sarg. Ihre Stofftiere legten wir zu ihnen. Auch die Blumensträusse und die Zeichnungen legten wir hinein. Simona hatte Glace aus Papier gebastelt. Schliesslich brauchten ihre Brüder doch auch etwas Feines zum Schlecken im Himmel, fand sie. Also gaben wir unseren Buben auch die Schleckereien mit. Umgeben von unseren engsten Verwandten, trugen wir nun den Sarg zu unserem Auto. Gemeinsam fuhren wir zum Friedhof und brachten Matthias und Emanuel ins Abdankungsgebäude. Ich war schon etwas schockiert über die sterile und unpersönliche Atmosphäre, die wir vorfanden. Jedenfalls waren wir froh, dass wir unsere Bu-

ben so lange zu Hause hatten behalten können. Schweren Herzens liess ich meine Kinder an diesem fremden Ort zurück.

Barbara:
Später kam der Pfarrer vorbei, um nochmals ein Gespräch mit uns zu führen. Die Bestattung hatte er soweit geregelt, dass sie in etwa unseren Vorstellungen entsprach. Nun hatte ich Ruhe und Zeit, um noch zu später Stunde den Kirchenschmuck zu gestalten. Es half mir etwas, meine Trauer und die Leere zu verarbeiten. Ich konnte nun nicht mehr ans Bett zu meinen Söhnen sitzen und sie streicheln.

Nun war also der Tag der Beerdigung gekommen. Simona wollte jetzt unbedingt wieder nach Hause kommen. Sie wolle ihre Brüder nochmals sehen, sagte sie. Ausserdem sei heute die Beerdigung und da wolle sie dabei sein. Zuerst fuhren wir noch zur Kirche, um den Blumenschmuck anzuordnen. Simona hatte wenig Sinn dafür und quengelte, sie wolle nun endlich auf den Friedhof zu ihren Brüdern. Im Aufbahrungsraum hatten die Friedhofsangestellten den Sarg in den Schaukasten gebracht. Es war uns kaum möglich, über die Brüstung die Buben zu berühren. Ich fand es völlig unpersönlich.

Markus:
Nun war es an der Zeit, uns für die Beerdigung umzuziehen. Wir hatten gewünscht, dass keine schwarze Trauerkleidung getragen werde. Unsere Kinder hatten fröhliche Farben geliebt, und so sollte es auch an ihrer letzten Feier sein. Die Familienangehörigen, die Patinnen und Paten und unsere engsten Freunde begleiteten

uns zum Friedhof. Wir verabschiedeten uns im Aufbahrungsraum nochmals von den Jungen. Wir wünschten, dass wir den Sarg selber schliessen durften. Nach einem Wortwechsel mit dem Friedhofsgärtner und der Intervention von Peter wurde uns das gestattet. Zum letzten Mal strichen wir unseren Kindern Matthias und Emanuel über die Haare. Es war für mich ein sehr bewegender und endgültiger Moment, den ich niemals vergessen werde.

Barbara:
Davor hatte ich Angst gehabt. Doch ich glaube, da es uns möglich war, die Buben so lange zu Hause zu haben, fiel es uns leichter, sie jetzt loszulassen. Wir gingen hinter dem Wägelchen, auf dem der Sarg lag, langsam zum Grab. Zwischen zwei Autos bemerkte ich Reporter, und ich dachte sehr erzürnt: Nicht einmal hier ist man unter sich. Am offenen Grab standen wir nun umgeben von unseren Angehörigen. Langsam wurde der Sarg hinuntergelassen. Simona und eine Freundin standen zuvorderst. Beide kommentierten laut das Geschehen. Beide Buben spielen jetzt im Himmel, sagten sie sich. Nun warfen wir mitgebrachte Blumen ins Grab. Ich war unendlich traurig, dass sie nun für immer ihre letzte Ruhestätte gefunden hatten.

Markus:
Nach dem Gebet gingen wir dann langsam zur Kirche. Viele Verwandte, Freunde, Nachbarn und Bekannte hatten sich dort versammelt. Es war ein von unserem Pfarrer sehr liebevoll gestalteter Gottesdienst. Nach der Abdankung hatten wir kein Leidmahl organisiert. Zu

Hause gab es Kaffee und Kuchen für unsere Angehörigen. Ausser mir besuchten alle unsere Angehörigen nochmals das Grab. Ich konnte in diesem Moment nicht zum Grab gehen, ich hatte einfach keine Kraft mehr dazu.

Barbara:
Nun neigte sich auch Peters Begleitung während dieser Woche dem Ende zu. Wie ein rettender Engel hatte er uns immer wieder geholfen, damit wir wieder einen Schritt weiterkamen. Für uns begann nun so etwas wie der Alltag wieder, wenn man nach all dem Geschehenen überhaupt von Alltag sprechen konnte.

Markus:
Anfangs Sommer machten wir uns Gedanken über einen späteren Grabstein für Matthias und Emanuel. Ich hatte gar keine Vorstellungen, wusste aber, dass ich keinen viereckigen Stein auf dem Grab wollte. Mir schwebte eher etwas mit Tieren vor. Meine Schwiegereltern machten uns auf einen besonderen Bildhauer aufmerksam. Sie hätten so schöne Tierskulpturen im Freien stehen sehen. Daraufhin ging Barbara bei ihm vorbei. Dieser Bildhauer machte uns zwei ähnliche Vorschläge mit kleinen Füchsen. Einer dieser beiden Vorschläge fand sofort Anklang. Damit wir diese Skulptur auf das Grab unserer Buben stellen konnten, mussten wir noch ein Gesuch für eine Ausnahmebewilligung bei der Gemeinde einreichen. Diese Bewilligung erhielten wir dann auch etwa zwei Monate später. Somit konnten wir diesen Grabschmuck, der jetzt das Grab von Matthias und Emanuel schmückt, erstellen lassen.

Barbara:
Noch heute ist unser Leben nicht so normal, wie es vor dem 10. Februar 1997 war. Ich denke jeden Tag an Matthias und Emanuel. Sie fehlen in meinem Leben, und sie fehlen im Leben meiner ganzen Familie. Manchmal fühle ich mich noch immer wie in einem schlechten Krimi. Doch ich bin mir bewusst, dass das Geschehene zu meiner Biographie gehört. Sehr dankbar bin ich Peter noch immer, dass er uns in der ersten Zeit begleitet hat. Ohne ihn wäre wahrscheinlich vieles ganz anders gewesen. Ausserdem wäre ich vermutlich nicht in der Lage, heute offen über diese Ereignisse zu sprechen.

Markus:
Leider bestätigten sich Barbaras Befürchtungen bezüglich dem Vorgehen der Gebäudeversicherung. Verschiedene Fachleute hatten uns gewarnt und bestätigt, dass das Vorgehen der Gebäudeversicherung zur Sanierung unseres Hauses unzureichend war und auf Unverständnis stiess. Deshalb entschieden wir uns drei Wochen nach der Beerdigung von Matthias und Emanuel, einen Anwalt und einen Sachverständigen beizuziehen, um gegen diesen Entscheid zu rekurrieren. Dadurch verzögerte sich die Instandstellung um etwa vier Monate. Nach einigen Diskussionen mit den Herren der Gebäudeversicherung einigten wir uns auf eine Lösung, die gut war. Jedoch war die Versicherung nicht bereit, die ganzen Kosten zu übernehmen. Da wir nur zwei Schlafzimmer zur Verfügung hatten, wurden uns der Platz und die Wohnqualität mit der Zeit unerträglich. Es stank immer noch nach Rauch. Wir brauchten vor

allem noch ein Zimmer für Sarah. Dies war der Hauptgrund, weshalb wir nicht weiter rekurrieren wollten. Dies hätte eine zusätzliche Verzögerung der Sanierung um zwei bis drei Monate bewirkt. Heute, nach der Sanierung, sind wir überzeugt, dass der ganze Schaden von der Versicherung hätte getragen werden müssen. Auch ein Jahr nach der Sanierung müssen wir mit den Geruchsemissionen leben, weil die Lösung für die Schadensbehebung nicht in allen Belangen gut war.

Peter:
Barbara und Markus kämpften einen Kampf an allen Fronten, gleichzeitig und auf allen Ebenen. Muss das sein? Weshalb eigentlich werden betroffene Angehörige entmündigt, nicht ernst genommen und hintergangen? Barbara und Markus haben auf eindrückliche Art gezeigt, dass sie durchaus in der Lage sind, auch in schwierigsten Momenten des Lebens einen eigenen Weg zu gehen, Verantwortung zu übernehmen und selber zu entscheiden. Nur - daran sollten sie nicht gehindert, sondern darin unterstützt werden. Ich weiss, dass wir heute mit Verordnungen und Gesetzen konfrontiert sind, deren Auslegung oft enger ist als deren Absicht. Ich wünsche mir gerade durch dieses Zeugnis, dass es uns in Zukunft gelingen möge, Menschen in Lebenssituationen, wie sie Barbara und Markus erlebt haben, zu stützen und in ihren Ideen zu stärken.

Was uns geholfen hat, trotzdem weiterzuleben

Jeannette und Max Perucchi-Streuli

Jeannette:
Es ist Freitag, der 3. November 1995. Ein kühler, regnerischer, stürmischer Tag. Angela, unsere 13jährige Tochter, ist gut gelaunt, erzählt von der Schule. Sie ist in der Probezeit der 1. Sekundarklasse. Es geht ihr gut. Sie zeigt mir das Geographieheft. Sie hat für ihre Eintragungen ein "sehr schön" erhalten. Ich lobe sie. Heute soll das Karatetraining für Flavio und Angela beginnen. Flavio, unser 8jähriger Sohn, ist für den ersten Kurs angemeldet, Angela gleich anschliessend für den Kurs für Ältere. Flavio hat sich zur Abfahrt bereit gemacht. In Anbetracht des schlechten Wetters schlage ich Angela vor, sie nach Flavios Training ebenfalls mit dem Auto abzuholen und nach Rikon zu bringen, doch sie möchte lieber mit dem Velo fahren. Sie möchte ihre Freundin unterwegs treffen. Ich verabschiede mich herzlich von Angela und rufe ihr ein "Pass gut auf!" zu.

Nach Flavios Training erwarte ich Angela in der Turnhalle, doch sie kommt nicht. Flavio und ich schauen in den verschiedenen Garderoben nach. Wo steckt sie bloss? Sie ist doch sonst immer so zuverlässig. Wir machen uns auf den Heimweg. Kurz vor Kollbrunn sehe schon von weitem viele Blaulichter, ein Aufgebot an Polizei, Krankenwagen. Ich verlangsame und sehe auf der Gegenfahrbahn ein Velo liegen. Ich rufe Flavio zu: "Ist das nicht Angelas Velo?!" Und Flavio ruft laut: "Ja!" Ich parkiere sogleich mein Auto und befehle Flavio, im Auto zu bleiben. Ich renne über die Strasse auf die Leute zu, die sich um einen verletzten Menschen kümmern. Mit einem Blick erfasse ich die Situation: meine Tochter und Reanimation. Ich schreie die behandelnden Leute an, dass dies meine Tochter sei, was los sei, wie schlimm es sei, dass ich bei ihr sein wolle. Doch irgendwer schickt mich weg, weg von meinem Kind. Das ist das Grausamste an der ganzen Situation. Ich bekomme von der Rettungssanitäterin keine genauen Auskünfte, nur eben, dass Angela reanimiert werde, dass noch nichts Genaues über die Verletzungen zu sagen sei. Ich sehe Angelas Freundin am Strassenrand stehen. Sie ist nicht ansprechbar. Ihre Mutter erscheint und nimmt mich in die Arme: "Es wird alles gut..."

Plötzlich stellt sich eine Frau vor, Käthy Gyger, von der Stiftung Begleitung in Leid und Trauer, aber das habe nichts zu bedeuten. Sie habe zufällig in der Kolonne gestanden und wollte nachschauen, ob sie helfen könne. Der erste Impuls von mir: "Nein, die brauche ich doch nicht!" Aber ich bin dennoch so froh um sie. Ich erkläre ihr, dass Flavio im Auto und bestimmt ganz aus dem Häuschen sei. Sie begleitet mich zu ihm und nimmt sich seiner an.

Ich will unbedingt meinem Mann telefonieren. Käthy nimmt ihr Handy und wählt für mich. Und ich muss meinem Mann die schreckliche Mitteilung machen. Ich friere und zittere unendlich.

Ein Polizist nimmt mich in sein Auto und befragt mich zu Angelas Personalien. Dies geschieht ohne Emotionen von beiden Seiten. In der Zwischenzeit erkundigt sich Käthy Gyger immer wieder nach dem Zustand von Angela und dem Verlauf der Rettungsbemühungen und informiert mich darüber. Auch kümmert sie sich um Flavio. Dann kommt Bernhard auf mich zu, ein uns bekannter Polizist. Er ist auf dem Heimweg. Ich sage ihm, dass Max, mein Mann, gleich kommen werde. Er, Bernhard, solle meinen ältesten, 16jährigen Sohn Manuel daheim holen und zusammen mit Flavio zu meinen Schwiegereltern nach Rikon fahren. Er solle auch Jürg Buchegger, unseren Freund und Pfarrer, benachrichtigen und ihn nach Rikon schicken.

Max:
Am 3. November hatte ich im Geschäft frei genommen und den Tag mit einer schönen Wanderung verbracht. Am Abend kam ich nach Hause, und schon bald hat sich Angela von mir verabschiedet. Sie gehe ins Karatetraining. Sie verabschiedete sich sehr fröhlich und ausgelassen von mir, intensiver als sonst. Überhaupt hatte ich das Gefühl, dass die letzten Tage sehr harmonisch zwischen uns verlaufen waren. Angela war anhänglich und suchte meine Nähe mehr als sonst.

Als der Anruf von Jeannette kommt, erschrecke ich zutiefst und renne zur Unfallstelle, die nur etwa zehn Minuten von unserem Zuhause entfernt ist. Die Strassen sind abgesperrt, der Rega-Heli ist bereits dort. Angela liegt auf der Bahre, aber ich muss beiseite treten.

Meine Frau und ich umarmen uns. Wir stehen abseits. Ich gehe zum Autofahrer und frage ihn, ob er wisse, wie schnell er gefahren sei. Er antwortet mir von ganz weit her: "Etwa 70 km/h ... ich habe sie einfach nicht gesehen."

Inzwischen ist Angela zum Heli gebracht worden, und eine Mitarbeiterin des Rettungsdienstes nimmt uns beiseite. Der Heli startet, Richtung Kantonsspital Winterthur. Die Sanitäterin sagt uns, sie werde uns ins Spital fahren, was ich zuerst ablehne, denn ich will selber fahren. Sie antwortet, dass das in meinem Zustand viel zu gefährlich sei, und besteht darauf, uns hinzufahren.

Jeannette:
Ich höre, dass der Heli kommt. Dies ist für mich das eindeutige Zeichen, dass es ganz schlimm um Angela stehen muss. Endlich kommt Max. Wir halten uns gegenseitig fest. Angela wird zum Heli gebracht. Ich möchte mitfliegen, bitte darum. Doch ich darf nicht einmal zu ihr hin. Max spricht mit dem Autofahrer. Ich kann es nicht, kann seinen Anblick nicht ertragen, wende mich von ihm ab. Max und ich müssen zusehen, wie der Heli aufsteigt und Richtung Winterthur verschwindet. Wir haben keine Gelegenheit bekommen, uns von Angela zu verabschieden. Man hat uns einfach "vergessen". Es zerreisst mich fast. Keine Berührung, keine Nähe wurde uns bis zu diesem Zeitpunkt gestattet. Warum nur? Angela braucht uns doch!

Max und mich drängt es, loszufahren. Wir werden daran gehindert: Wir wären "zu früh" im Spital, wir müssten dort auch nur warten etc. Die Sanitäterin fährt uns schliesslich mit unserem Wagen nach Winterthur.

Käthy Gyger fährt alleine. Wir machen uns gegenseitig Mut, dass es wohl nicht so schlimm sei, dass Angela ja nun in allerbesten Händen sei, mit der heutigen Technik komme sie doch bestimmt durch usw. Die Fahrt dauert endlos lang. Fährt die Frau extra so langsam? Ich friere und zittere in einem fort. Endlich sind wir da. Käthy Gyger begleitet uns in den Aufenthaltsraum auf der Notfallaufnahme. Ein trister, fensterloser, liebloser Raum. Ich friere unendlich. Eine Schwester bringt mir Decken. Aber ich will sofort zu Angela. Doch das geht nicht, sie wird untersucht. Das lange Warten beginnt.

Jürg und Sylvia kommen. Ich brülle Jürg an, schlage ihn, schreie ihn an: "Warum? Wo ist jetzt dein Gott?" Und er sagt etwas, das mir bis heute soviel bedeutet: "Ich weiss es nicht." Eine fromme Phrase hätte ich nicht ertragen.

Max:
Inzwischen kommt der Notfallarzt und sagt uns, dass es nicht gut um Angela stehe. Die Chancen ständen 50:50. Ich habe immer noch Hoffnung. Die kriegen das schon in den Griff...

Käthy Gyger erreicht, dass wir das erste Mal ganz kurz zu Angela dürfen. Sie ist angeschlossen an Schläuchen und Geräten. Wir treten zu ihr hin, sprechen ihr zu, sie solle doch durchhalten, es werde wieder gut. Bald schon, sehr bald müssen wir wieder gehen. Die Tests sind noch nicht abgeschlossen, und wir müssen zurück in den Warteraum. Inzwischen ist Peter Fässler gekommen. Wieder warten. Erneut kommt der Arzt mit Peter Fässler, und sehr ernst teilt er uns mit, dass es sehr schlecht stehe. Nur noch 20% seien die Chancen.

Ich rufe meine Eltern an und gebe ihnen den Bescheid des Arztes bekannt. Meine Mutter macht mir Hoffnung und sagt, dass es bestimmt wieder gut werde. Jürg Buchegger holt jetzt meine Eltern und unsere beiden Buben. Inzwischen dürfen wir wieder zu Angela. Das Schlimmste trifft uns. Der Arzt sagt, dass keine Hoffnung mehr bestehe, dass sie sterben müsse. Zu gross seien ihre Verletzungen, sie könne nicht mehr alleine atmen. Ich kann es nicht fassen. Sie sieht doch so unverletzt aus. Ihr Gesicht ist schön wie immer. Ich kann es nicht glauben. Und doch, ich weiss nicht wie und warum, wächst in mir die Gewissheit - es ist so...

Ich muss Abschied nehmen. Jeannette und ich umarmen unsere Tochter und sind ganz fest bei ihr. Vorher hat uns der Arzt gesagt, dass Angela im Hirn tot sei. Sie könne auch nicht mehr selber atmen, und wir würden, wenn wir die Maschinen nicht abstellten, nur noch unnötig ihr Leben verlängern.

Unsere Tochter in den Armen, sehen meine Frau und ich uns an, und ohne Worte, im stillen Einverständnis, nicken wir, und die Ärzte stellen die Geräte ab. So stirbt Angela in unseren Armen. Auf ihrem Gesicht ist etwas wie ein Lächeln. Ich habe sie zum letzten Mal ins Bett gebracht, das habe ich in diesem Moment bei mir gedacht. Denn, obwohl sie schon 13 war, wollte sie immer noch, dass ich sie zudecke und ihr einen Gutenachtkuss gebe.

Jeannette:

Wieviel Zeit ist vergangen? Ich weiss es nicht. Der Arzt kommt. Die ersten Untersuchungen sind gemacht worden. Wir bitten den Arzt um Offenheit und Ehrlichkeit. Etwas anderes kommt für uns nicht in Frage. Die Chancen stehen 50:50. Also können wir doch noch Hoffnung haben, oder? Peter Fässler kommt. Käthy fragt uns, ob sie jemanden anrufen solle. Doch ich werde selber aktiv. Ich rufe bei den Schwiegereltern an. Die Mutter will meine Nachricht nicht wahrhaben und versucht zu trösten. Ich will Manuel sprechen. Ich sage ihm, dass es sehr ernst stehe um seine Schwester. Er reagiert eigentlich sehr vernünftig. Ich rufe reihum alle uns wichtigen Menschen an. Max' Schwester, welche schwanger ist. Angela hat sich so sehr auf dieses Baby gefreut. Max Bruder, welcher Angelas Götti ist. Ebenso rufe ich meinen jüngeren Bruder an, mit dem ich seit drei Jahren keinen Kontakt mehr habe. "Was auch passiert ist zwischen uns, jetzt brauche ich dich!"

Ich beauftrage ihn, zu meiner Mutter zu fahren und ihr die Nachricht zu überbringen. Meiner Mutter zu telefonieren, das schaffe ich nicht. Er versichert mir, dass er sich um sie kümmern wird. Mein älterer Bruder ist nicht zu Hause. Angelas Gotti erreiche ich auch. Sie steht mir sehr nahe. Ich sage allen, dass sie kommen sollen, dass es Angela sehr schlecht gehe, dass sie sterben würde. Ich bin froh um diese Beschäftigung. Das Sitzen und Warten macht mich total verrückt. Mit Käthy gehe ich ab und zu auf den Gang, um eine zu rauchen. Endlich dürfen wir zu Angela in den Schockraum. Ihr Anblick erschüttert mich. Sie hängt an Schläuchen und Apparaturen. Sie ist wunderschön und scheint unverletzt. Keine Schramme, kein Blut im Gesicht und an den Armen. Was, dieses Kind soll sterben, ich sehe doch gar nichts!? Ich nehme die Ärzte und Schwestern kaum wahr, bin meiner Tochter ganz nah.

Ich darf sie endlich berühren. So lange musste ich darauf warten. Ich spreche mit ihr, sage ihr, dass sie es schaffen werde, sie sei doch so stark. Jemand drückt mir Angelas Schmuck in die Hand. Ich halte mich daran wie an einem Anker fest. Wir müssen wieder in den Warteraum. Weitere Untersuchungen sollen gemacht werden. Wieder warten. Ich halte es kaum aus. Wieviel Zeit ist vergangen? Ich weiss es nicht. Ich habe das Gefühl für Zeit verloren. Plötzlich stehen Peter Fässler und der behandelnde Arzt wieder da.

Die Ergebnisse der Computer-Tomographie sind da. Die Prognose ist klar: 20% Überlebenschancen, höchstens. Ich frage direkt: "Wird sie sterben?" Die klare und kompromisslose Antwort lautet: "Ja". Ich breche zusammen, schreie, ich habe Schmerzen im Bauch, wie wenn ich nochmals gebären würde. So dankbar bin ich, dass ich mich habe gehen lassen können, dass die Menschen um mich herum das haben aushalten können. Niemand versucht mich zu beruhigen. Der Arzt erklärt uns, dass Angelas Hirn tot sei, dass ihre inneren Verletzungen irreparabel seien, dass sie nicht spontan atmen könne, dass ihr Leben auch an der Maschine nur noch ein paar Stunden dauern würde. Peter Fässler gibt uns die Verantwortung als Eltern zurück. Wir entscheiden zusammen mit dem Arzt und mit Peter, dass die Herz-Lungen-Maschine abgestellt wird. Wir Eltern können es nicht zulassen, dass unser Kind an der Maschine sterben muss. Sie soll in unseren Armen sterben, in der Geborgenheit, die sie zeit ihres Lebens bei uns gefunden hat. Wenn wir wollen, dürfen wir Angela zum Sterben nach Hause nehmen. Wir möchten das nicht, möchten auch Angela diese Strapazen nicht zumuten. Wir möchten sie so still und sanft wie möglich auf ihrem letzten Weg begleiten. Mit Peter gehen wir zu Angela. Diesmal liegt sie in einem anderen Raum. Die Ärzte und Schwestern halten sich sehr diskret im Hintergrund. Max und ich können unser Kind in die Arme nehmen. Wir weinen, sind verzweifelt.

Ich erzähle ihr von dem Licht, das sie bald werde sehen können, an dem sie immer gezweifelt habe. Ich sage ihr, dass ich sie liebe und sie deshalb gehen lassen könne. Ich gebe ihr das Versprechen, dass wir es schaffen werden, dass sie sich nicht um uns sorgen müsse. Eine tiefe Ruhe ist in mir, ich fühle mich so eins mit ihr, wie ich mich damals bei ihrer Geburt gefühlt habe. Max und ich halten Angela lange in den Armen, liebkosen sie, sprechen mit ihr.

Wir brauchen keine Worte, um zu entscheiden, wann der Zeitpunkt gekommen ist, die Maschine abzustellen. Angela verlässt uns still und leise. Ihr Gesicht strahlt einen unerklärlichen Frieden aus. Sie hat ihr kleines, verschmitztes Lächeln im Gesicht.

Wir wollen sie nicht aus den Armen lassen. Ich frage eine Ärztin, ob Angela jetzt tot sei. Sie nickt. Die Zeit steht still. Ich möchte immer bei Angela bleiben.

Peter Fässler sagt, er denke, dass eine Obduktion nicht nötig sei. Auch wir wollen auf keinen Fall eine Obduktion. An Angela soll nichts gemacht werden, das würde ich nicht ertragen.

Ich spüre, wie mich die Kräfte verlassen. Max will alleine bei Angela bleiben. Er braucht dazu keine Worte an mich zu richten. Es ist Zeit für mich, nach unten zu gehen. Käthy, die mir soviel Halt gibt, erwartet und begleitet mich zu den eingetroffenen Angehörigen.

Max:
Ich glaube, im Hintergrund ist viel passiert; ich realisiere es nicht, ich bin ganz bei Angela. Lege meine Wange an die ihre und bin ganz nahe bei ihr.

Jeannette geht mit Käthy Gyger wieder hinunter. Ich bleibe eine ganze Weile alleine bei Angela, dann gehe auch ich hinunter. Meine Eltern und unsere Buben sind inzwischen gekommen. Mein Vater und meine Mutter nehmen mich in ihre Arme. Voller Verzweiflung muss ich ihnen sagen, dass Angela tot ist. Wir alle weinen. Wir gehen zusammen zu Angela. Die Angehörigen stehen ums Bett und nehmen Abschied von Angela. Ich weiss nicht mehr, wie lange die anderen geblieben sind. Ich bleibe noch lange alleine bei Angela und umarme sie.

Ich verspreche ihr, dass ich und Mami es schaffen werden. Unendlich schweren Herzens gehe ich schliesslich. Jeannette und ich wollen allein sein. Unsere Angehörigen verabschieden sich nach und nach. Jemand fragt, ob er uns nach Hause fahren soll. Ich verneine. Ich möchte selber fahren. Es wird eine schweigsame Fahrt. Zuhause gehen wir in Angelas Zimmer. Alles ist wie immer. Es kann doch nicht sein. Jeannette und ich umarmen uns und weinen und weinen. Trotz der bleiernen Müdigkeit kann ich fast nicht einschlafen. Am Morgen erwache ich, und die ganze ungeheure Tatsache bricht auf mich ein. Angela ist wirklich tot. Im Laufe des Morgens bringe ich ihre Lieblingskleider ins Spital, damit sie diese im Sarg tragen kann. Ihren Lieblingspulli, ihre Latzhosen und ihren Indianerschmuck. Ganz mechanisch tue ich dies.

Jeannette und ich haben beschlossen, Angela nicht

mehr zu sehen. Wir haben Abschied genommen und sie das letzte Mal so gesehen, wie sie war und wie wir sie auch in Erinnerung haben.

Wir haben seit dieser Zeit sehr viel gelitten und getrauert. Noch manche schwere Hürde mussten wir zusammen überwinden. Aber die Tatsache, dass wir als verantwortungsbewusste Eltern von unserer Tochter Abschied nehmen durften, hat unendlich viel geholfen. Käthy und Peter haben uns ermöglicht, bis zum Schluss als Eltern, die ihr Kind lieben, zu handeln.

Auf die Anfrage von Peter Fässler, über unsere Erfahrungen zu berichten, musste ich nicht lange zögern. Mir ist bald klar geworden, dass dies ein weiterer wichtiger Schritt zur Verarbeitung von Angelas Tod bedeutet. Dass es aber auch heisst, sich nochmals alles genau vor Augen zu führen, was passiert ist, es zu Papier zu bringen. Das ist nochmals sehr schwer und traurig gewesen. In meinen Erinnerungen an Angela soll dieser Tod nicht die Übermacht haben. Denn sie war ein glückliches und fröhliches Kind. Durch viele gemeinsame Interessen an den Indianern und der Natur sowie am Ballett hatte ich eine besondere Beziehung zu ihr. In meinem Herzen lebt sie.

Jeannette:
Unsere Buben, meine Mutter, mein Bruder, alle sind schon da. Sie nehmen mich in die Arme. Vor allem das Wiedersehen mit meinem Bruder ist für mich von grosser Bedeutung. Er nimmt mich in die Arme, das tut mir so gut. Ich sage allen, dass Angela gestorben ist. Ich kann mich kaum mehr auf den Beinen halten. Irgend

jemand hat Angst, dass ich abtauche, doch das ist nicht der Fall. Ich will nicht mit Samthandschuhen angefasst werden. Ich möchte mit meinen Buben zusammensein. Ich umarme sie, rede mit ihnen. Heute kann ich mich nicht mehr daran erinnern, wie ihre Reaktionen genau waren. Nur daran, dass Flavio aufs WC musste. Alle wollten ihn begleiten, doch das wollte ich selbst machen. Ich wollte mit ihm alleine sein, ihm zeigen, dass ich auch für ihn da bin.

Ich frage, wer mit mir zu Angela kommen möchte, um von ihr Abschied zu nehmen. Alle kommen mit. Zuerst gehen wir mit unseren Buben und Jürg, unserem Freund und Pfarrer, zu Angela. Der Raum ist abgedunkelt. Ich spüre eine grosse Ruhe und einen tiefen Frieden. Flavio und Manuel küssen ihre Schwester und streicheln sie. Jürg betet und segnet Angela und jedes von uns. Dann kommen nach und nach die restlichen Familienmitglieder herein. Jedes nimmt für sich Abschied von Angela.

Käthy hat sich wieder Flavio angenommen. Er lässt es zu und braucht ihre Zuwendung und Nähe. Ich ermuntere die Anwesenden, Angela anzufassen, mit ihr zu sprechen. Meine Schwiegereltern und meine Mutter sind tief erschüttert.

Nach dieser langen Zeit des Abschiednehmens gehen wir wieder hinunter in den Aufenthaltsraum. Nach und nach verabschieden sich unsere Angehörigen. Flavio und Manuel fahren mit Grosi und Grosspapi nach Hause. Sie wollen nicht mit uns nach Hause kommen. Ich kann das sehr gut verstehen. Wir umarmen sie.

Wir sind wieder mit Peter, Käthy und den Ärzten alleine. Wir werden darauf aufmerksam gemacht, dass wir Angela so anziehen dürfen, wie wir es möchten und dies selber tun dürfen. Doch das möchten wir beide nicht. Diese Vorstellung geht über unsere Kraft. Wir beschliessen, dass Max am nächsten Tag Kleider und uns oder ihr wichtige Sachen ins Spital bringt. Max und ich danken den Ärzten, dass sie so ehrlich und offen zu uns waren und dass sie uns als Eltern auch jederzeit ernst genommen und respektiert haben.

Peter verspricht, uns in einigen Wochen anzurufen, um weitere Gespräche zu vereinbaren. Ich möchte, dass Käthy Gyger an der Beerdigung teilnimmt. Sie ist mir so wichtig geworden in den schwersten Stunden meines Lebens. Wir verabschieden uns.

Wieder zuhause. Wir betreten Angelas Zimmer. Es sieht so aus, wie wenn sie jeden Moment hereinkommen würde. Ich bin total ausgebrannt, leer, ich fühle nur noch Schmerz, will schlafen und vergessen. Doch der Schlaf ist keine Erholung. Immer wieder werde ich wach, weine, rufe Angelas Namen. Max und ich halten uns fest.

Am nächsten Morgen suche ich ihre Lieblingskleider heraus. Sie soll ihre Jeans-Latzhose, ihren Wolf-Pulli und um den Hals den selbstgefertigten Indianerschmuck tragen. In ihrer Hand soll sie das kleine, gläserne, rosafarbene Nilpferd aus ihrer grossen Sammlung halten. Max bringt die Kleider und die Sachen ins Spital.

Beim Erarbeiten dieses Berichtes ist mir wieder deutlich geworden, wie unterschiedlich die Betreuung von uns Eltern auf der Unfallstelle und im Spital war. Auf der Unfallstelle waren wir mehr oder weniger im Weg, wir wurden nicht wahrgenommen oder man wollte uns nicht überfordern. Im Spital aber waren wir vom ersten Moment an gleichberechtigte, vollwertige Gesprächspartner. Ärzte und Pflegepersonal haben uns wahr- und ernstgenommen, sind auf unsere Bedürfnisse eingegangen und haben uns die Verantwortung als Eltern nicht aus den Händen gerissen. Wir durften mitdenken und mitreden. Nie versuchte jemand, uns zu beruhigen, die Situation abzuschwächen oder uns in Sicherheit zu wiegen. Diese absolute Ehrlichkeit und Offenheit, dieses Geradeheraus, war für uns von grösster Wichtigkeit. In einer solchen Extremsituation haben Unwahrheiten, Beschwichtigungen und "Samthandschuhe" keinen Platz. Dies alles wäre ohne die externe Hilfe nicht möglich gewesen. Für mich ist es ganz klar, dass diese Erfahrungen im Spital von fundamentaler Wichtigkeit waren für das Weiterleben unserer Familie. Viele Gespräche mit Peter und Käthy haben uns weitergeholfen, unserer Trauer zu begegnen, sich ihr zu stellen. Ebenso wurden unsere Buben miteinbezogen.

Wenn ich heute an Angela denke, kann ich das tun, ohne dass sich gleich wieder Schmerzen einstellen. Schmerzen, die mich zwei Jahre lang begleitet haben. Unsere Tochter bleibt Teil unserer Familie. Ich glaube, dass sie sehr stolz auf uns ist und sich darüber freut, dass wir unser Versprechen halten: Wir schaffen es!

ALS DIE MUSCHEL ZERBRACH

Rita Siegrist-Müller

Es ist Donnerstag, der 29. Januar 1998. Ich spaziere von den Bäumen bei der Liegewiese hinunter zum Strand und finde die schöne, weisse Muschel. Sie ist wunderschön, ich werde sie Martin nach Hause mitbringen, sie ihm aufs Grab legen. Er soll etwas haben von diesem Strand. Und die Muschel ist ein Sinnbild: die Muschelhälften sind eigentlich eigenständig, und doch gehören sie zusammen. Sie halten zusammen, sie müssen zusammenhalten, um das Wichtigste zu bewahren, die Perle, den Lebenssinn. Wir empfangen den Sinn unseres Lebens aus der Annahme durch den anderen. Ich hebe die Muschel sorgfältig auf und setze meinen Weg fort. Am Strand lasse ich meine Füsse von der Brandung umspülen, und plötzlich kommt sie, die Welle! Sie kommt mit einer solchen Wucht, völlig überraschend, unerwartet! Die weisse Muschel in meinen Händen ist auseinandergebrochen, ich halte die Muschelhälften voneinander getrennt in den Händen, und es kommt mir vor, als sei die Zeit stehengeblieben. Es ist nicht der 29. Januar 1998, es ist wieder Freitag, der 24. Januar 1997.

Kogelbay Pleasure Resort, Südafrika

Ich habe mein Bad im Meer schon genommen. Martin steht am Strand, die Beine knietief im Wasser, und meint, es sei doch sehr kalt. Ich necke ihn und sage: "Jetzt hast du doch die ganze Zeit gestürmt, dass du baden willst, und jetzt findest du es zu kalt?! Du bisch jetzt än Luschtigä!" Daraufhin meint er: "Ja, eigentlich habe ich schon heiss, wenn nur das Wasser nicht so kalt wäre; aber eine Abkühlung wird schon gut tun." Ich ermahne ihn: "Aber pass auf, du weisst, es hat hier Strömungen!" Er erwidert mir: "Ja, ich denke, das Schlimmste sind die drei Wellen hier in Strandnähe, siehst du, da, weiter draussen wird das Meer ruhiger und flacher." Ich sage ihm: "Okay, ich warte oben im Schatten unter dem Baum auf dich, dort ist mein Sonnenbrand geschützt, und ausserdem ist es auch nicht schlecht, wenn ich in der Nähe des Autoschlüssels bin." Ich schaue ihm zu, wie er sich annetzt und dann zum Schwimmen eintaucht. Ich renne über den heissen Sand. Es ist Mittagszeit. Nachdem ich die leichte Anhöhe erklommen und meine Füsse sich den Weg über das dornige Buschzeug gesucht haben, setze ich mich auf mein Badetuch unter den Baum. Martins Badetuch, seine Brille und seine Strandschuhe liegen noch am Strand im Sand. Er wird seine Sachen brauchen, wenn er aus dem Wasser steigt. Ich beobachte Martin die ganze Zeit; mein ungutes Gefühl, das mich seit dem Passieren des Eingangstores befallen hat, nimmt ständig zu. Ich werde unruhig. Soll ich vielleicht meinen "Ausblicksposten" unter dem Baum verlassen? Hätte ich Martin besser im Blickfeld, wenn ich zum Strand zurückgehen würde? Ich entscheide mich dagegen, der Sonnenbrand schmerzt, ausserdem bietet die erhöhte Lage bei den Bäumen einen guten Überblick über den ganzen Strand. Meine Unruhe nimmt ständig zu. Obwohl Martin vom Durchschwimmen der drei Wellen gesprochen hat, hat er erst zwei davon durchquert. Trotzdem finde ich, dass er jetzt zu weit draussen ist. Ich stehe auf und winke ihm, er solle endlich reinkommen. Er reagiert nicht darauf. Vielleicht gefällt es ihm da draussen? Ich beruhige mich selbst, mir sagend: Sei doch nicht immer so ängstlich! Wenn ich ihn jetzt hereinhole, wird er mir wieder sagen, dass ich ihn bemuttere. Ich will ihn nicht einengen! Es gefällt ihm da draussen. Sitz jetzt endlich ab und höre auf zu heulen. Er wird dann aus dem Wasser steigen, dich verheult sehen und ganz erstaunt fragen: "Was ist denn los? Aha, du hattest Angst um mich!" Er wird mich tröstend in die Arme nehmen und sagen: "Aber weisst du was, es ist schön, dass Du Dich Sorgen um mich machst!"

Endlich hat er die drei Wellen durchschwommen, er ist draussen, wo die Wellen flacher aussehen. Ausserdem ist da draussen ein zweiter Schwimmer, ein Einheimischer. Jetzt ist alles gut! Ich mache mir weniger Sorgen, denn sie sind jetzt zu zweit da draussen. Sie schwimmen lange parallel. Lange? Wie lange? Ich habe kein Zeitgefühl. Trotzdem bleibt mein ungutes Gefühl, ich beobachte Martin ständig. Er ist etwas von seinem Einstiegsort nach rechts abgetrieben worden. Irrigerweise glaube ich, ihn beschützen zu können, wenn ich ihn mit meinen Augen ständig fixiere. Plötzlich kommt eine enorm hohe Welle, ich kann Martin hinter dem Wellental nicht mehr sehen. Er ändert seine Körperlage; bis jetzt habe ich immer seinen Hinterkopf gesehen, nun hat er sich gedreht, ich sehe sein Gesicht. Die zweite Welle kommt mit voller Wucht auf ihn zu, jetzt befindet er sich auf dem Wellenkamm, dann sehe ich ihn wieder nicht mehr. Es sieht aus wie im Badepark "Alpamare", wenn das Wellenbad eingeschaltet ist. Es kommt die dritte, die vierte Welle. Nachher glättet sich der Meeresspiegel. Doch wo ist Martins Kopf? Ich kann ihn nirgends mehr sehen! Streng dich gefälligst an! Dort hast du seinen Kopf vorhin doch gerade noch entdeckt? Schau genauer hin! Ich sehe nichts! Wo ist der andere Schwimmer? Um Himmelswillen, mach endlich was! Ich renne nach rechts zur Begleiterin des einheimischen Schwimmers und frage sie: "Ihr Mann war doch auch draussen am Schwimmen, so wie mein Mann! Ich kann keinen der beiden mehr entdecken!" Sie meint: "Ja, ich habe die beiden auch gesehen!" Sie erhebt sich von ihrem Badetuch und schaut mit mir auf das Meer hinaus. "Ja, ich kann die beiden auch nicht mehr sehen!" Wir rennen zusammen an den Strand und schauen aufgeregt aufs Meer hinaus, in der Hoffnung, unsere Männer zu entdecken. Von links kommt in diesem Moment ihr Mann mit seinem "Paddleski", einer Art Surfbrett ohne Mast, aus dem Wasser. Ich stürze ihm entgegen:

"Haben Sie meinen Mann gesehen?"

"Ja, meinen Sie den anderen Schwimmer, der mit mir draussen war?"

"Ja, das ist mein Mann!"

"Machen Sie sich keine Sorgen, der ist okay!"

"Nein, er ist nicht okay, ich kann ihn nirgends mehr entdecken!"

Der Mann, er heisst Brian, schaut nach draussen und fragt: “Wo haben Sie ihn zuletzt gesehen?” Ich zeige ihm mit meinem Finger den Punkt, wo ich Martins Kopf das letzte Mal gesehen habe. Brian packt selbstlos sein Brett und geht zurück ins Meer. Sein Frau fragt mich, ob ich ein Mobiltelefon hätte, ich verneine. In der Zwischenzeit kommt der Mann vom Eingangstor angerannt und fragt, was denn los sei. Wir schildern ihm, was passiert ist. Er rennt zurück zu seinem Office. Brian ist draussen bei Martin, er hat ihn auf seinem Brett. Der Strand bevölkert sich immer mehr. Die Polizei mit einem Beamten und einer Beamtin trifft ein, der Ambulanzwagen ist da, und der Reviermeister des Naturparks trifft ebenfalls ein. Brian hat Martin zwar auf seinem Brett, aber er kann ihn nicht an den Strand zurückbringen. Die Flut setzt ein, die Wellen werden immer höher und nehmen den Strand immer mehr in Besitz. Alle stehen da! Tut doch was!! Mein Gott, Martin kämpft um sein Leben, und keiner tut was, Brian schafft es nicht alleine! Ich jammere, ich bete, ich kann nicht einmal mehr das “Vaterunser”. Ich kann immer nur denken: Bitte nicht jetzt, nicht jetzt, wo wir so glücklich waren, nicht jetzt, wo wir es endlich geschafft haben, in das Land seiner Träume zu kommen, jetzt, wo wir so glücklich sind, jetzt in diesen Ferienwochen, die er als besser bezeichnet als unsere Hochzeitsreise! Nicht jetzt, wo wir uns entschieden haben, eine Familie zu gründen, nicht jetzt, nachdem wir uns so mühsam das kleine Haus erarbeitet haben, nicht jetzt, nicht jetzt!
Ich renne zum Polizeiwagen, der auf der Naturstrasse steht, die den Strand von der Grasfläche trennt, und

sage zum Beamten: “Nun tut doch endlich was, wir brauchen ein Boot, wir brauchen einen Helikopter, ihr seht doch, dass es um Leben und Tod geht, er stirbt sonst!” Die Beamtin meint daraufhin: “Sie müssen sich beruhigen, Ihr Mann wird Sie brauchen, wenn er aus dem Wasser kommt! Ausserdem ist das Rettungsboot alarmiert, es wird nächstens eintreffen.”

So was, wie soll ich mich beruhigen, mein Mann kämpft um sein Leben! Ich renne zurück an den Strand. Jemand, ich glaube, es ist der Reviermeister, sagt: “Solange er ihn auf dem Board hat und er Luft bekommt, ist es nicht so schlimm!” Ich klammere mich an diese Aussage, es kann nicht anders sein! Aber dann, die Wellen werden höher, Brian kann Martin nicht halten, er verliert ihn. Ich flehe: “Bitte helft ihm doch!” Daraufhin ziehen der Mann vom Gate und ein anderer Angestellter des Parks ihre Kleider aus und schwimmen hinaus! Die Wellen werden höher. Hat Brian Martin, oder hat er ihn nicht? Wir können es nicht genau sehen. Und nichts passiert! Kein Rettungsboot, kein Heli, nichts passiert! Es ist nicht zum Aushalten, ich renne vom Strand wieder zurück zum Polizeiwagen und fordere die Beamten auf: “Jetzt tut doch endlich was, dieses blöde Rettungsboot braucht viel zu lange, wir brauchen Helikopter, ruft endlich einen Helikopter! Seht ihr nicht, er stirbt sonst, und ihr macht einfach nichts!” Es passiert einfach nichts! Ich flehe und bettle. Der Polizeibeamte hält mein Geplärre nicht länger aus. Er rennt zum Strand, ich mit ihm. Dort angekommen, zieht er ebenfalls seine Kleider aus und schwimmt hinaus! Ich renne kopflos umher, wieder zurück zur Polizeibeamtin und sage ihr, sie solle jetzt endlich einen Helikopter rufen. Sie meint daraufhin einmal mehr: "Beruhigen Sie sich, Ihr Mann braucht Sie, wenn er an Land kommt!" Ich bin wütend: "Wie soll ich mich beruhigen, er stirbt da draussen, und ihr tut einfach nichts, kein Rettungsboot, kein Helikopter, einfach nichts!" Sie meint: "So, jetzt kommen Sie mit mir zum Ambulanzwagen, damit der Sanitäter Ihnen etwas zur Beruhigung geben kann!" Nur das nicht, das fehlte mir gerade noch, vollpumpen mit Psychopharmaka, damit ich überhaupt nicht mehr merke, was passiert! Ich sehe den Sanitäter auf mich zukommen. Die Angst packt mich, nur das nicht! Die Polizistin hat mich am Arm gefasst. Ich reisse mich los, ich will das nicht! Sie meint daraufhin: "Okay, wir lassen Sie, aber dann sind Sie endlich ruhig, halten die Klappe und setzen sich unter diesen Baum in den Schatten." Ich beuge mich diesem Diktat und entschliesse mich, das kleinere Übel in Kauf zu nehmen, und mache, was die Polizistin von mir verlangt. Auf keinen Fall will ich die Kontrolle über mich oder über das, was mit Martin passiert, verlieren! Doch bevor ich dazu komme, mich an den angewiesenen Platz unter dem Baum zu begeben, tut sich am Strand etwas. Ich renne dorthin zurück. Ein Schwimmer kommt an. Es ist Brian, der völlig erschöpft aus der Brandung steigt, er kann sich kaum mehr auf den Beinen halten. Ich stürme sofort auf ihn zu und frage ihn: "Wie geht es Martin? Atmet er noch?" Brian gibt keine Antwort, er schleppt sich zurück zum Badetuch neben seiner Frau. Ich bleibe ihm dicht auf den Fersen und setze mich neben ihn, stelle ihm immer und immer wieder dieselbe Frage: "Atmete Martin noch, als du ihn auf dem Board hattest?" Jemand bringt etwas zu trinken, Wasser mit Zukker für die Nerven. Ich will nichts trinken, ich will nur, dass Brian mir antworte, und ich stelle die Frage wieder und wieder. Irgendwann sagt Brian knapp: "Ja, als ich ihn hatte, da atmete er noch!" Wenigstens ein Hoffnungsschimmer, ich klammere mich an diese Worte, wie wenn ich selbst am Ertrinken wäre. Doch am Strand herrscht wieder Aufregung, irgend etwas ist los. Ich renne zu der Menschengruppe am Strand. Etwas ist im Wasser, es treibt auf uns zu! Mit einem Mal wird mir klar, es sind Martins Badehosen! Ich weiss sofort, dass dies ein ganz schlechtes Zeichen ist. Meine Gedanken wirbeln durcheinander: Mein Gott, es ist ihm bestimmt sehr peinlich, ohne Badehosen da draussen zu sein unter lauter fremden Menschen! Ich wate ins Wasser, will wenigstens die Badehosen retten. Doch mehrere Arme halten mich plötzlich fest, sie lassen mich nicht ins Wasser. Jemand fischt die Badehosen aus dem Wasser und gibt sie mir. Ich drücke sie an mich und kann nur laut schreien und weinen. Die Wellen sind in der Zwischenzeit noch höher geworden, keiner der Gruppe am Strand kann jetzt noch sehen, was genau draussen vorgeht. Jemand sagt, dass sie Martin weiter Richtung offene See hinausbringen müssten, damit das Rettungsboot ihn besser aufnehmen könne, es könne nicht so weit an den Strand heranfahren.

Das Rettungsboot kommt

Nach sehr langer Zeit, es kommt mir vor wie tausendmal in die Ewigkeit und zurück, taucht endlich das Rettungsboot auf. Über Funk höre ich die Meldung: Sie haben ihn. Ich will unbedingt sofort wissen, wie es ihm geht. Doch die Polizistin sagt nur, dass es keinerlei Angaben über seinen Zustand gäbe, wir müssten zuerst zur Rettungsstation, um Näheres zu erfahren. Jemand fragt nach den Schlüsseln fürs Mietauto; ich weiss auch nicht, wo sie sind. Alle suchen, und einer der Badegäste erklärt sich bereit, das Auto zu fahren. Das alles ist mir völlig egal, sollen sie machen, was sie wollen. Ich will einfach nur zu Martin! Ein Mann kommt auf mich zu und sagt, dass er mich zur Rettungsstation fahren wird. Der Mann, Dave, gehört zur Rettungseinheit; er ist in Zivil an die Kogelbay gefahren. Ich steige ins Auto wie in Trance. Ein zweiter Mann sitzt noch im Auto und ein Hund. Der begrüsst mich freudig und will Streicheleinheiten von mir, leckt mich ständig mit seiner Zunge. Lass mich in Ruhe! Ich heule und heule. Wir kommen sehr langsam vorwärts, die Küstenstrasse ist eine einzige Baustelle, häufig nur einspurig befahrbar. Wir müssen immer wieder an Lichtsignalen anhalten. Ein Schiff fährt nahe an der Küste in die gleiche Richtung wie wir. Es sieht aus wie das Rettungsboot, aber es fährt so unendlich langsam, wie soll Martin da rechtzeitig medizinische Versorgung erhalten? Ich frage Dave: "Warum fährt das Rettungsboot da unten nur so unendlich langsam? So wird er es nie überleben!" Er meint daraufhin nur: "Das ist nicht das Rettungsboot, das ist schon lange im Hafen." Nach Jahren kommen wir endlich zur Rettungsstation. Das Ambulanzfahrzeug steht auf dem zweiten Parkplatz von rechts, direkt neben dem Eingang zur Rettungsstation. Ich weiss sofort, dass dies ein weiteres sehr schlimmes Zeichen ist. Wenn noch etwas zu retten gewesen wäre, so würde sich der Ambulanzwagen auf dem Weg ins Spital befinden! Ich ahne es: Martin ist tot. Doch es kann nicht sein, er kann einfach nicht tot sein! Ich klammere mich ans Geländer der kleinen Brücke, die zur Rettungsstation führt. Irgendwann kommt ein Bär von einem Mann heraus und stellt sich als Commander der Rettungseinheit, Bob, vor. Ich frage ihn: "Ist mein Mann tot?" Er antwortet mit: "Positive!" Obwohl ich eigentlich akustisch höre, was er sagt, verstehe ich seine Botschaft nicht. Ich frage nochmals und nochmals, jedes Mal gibt er dieselbe Antwort: "Positive!" Ich kann es nicht verstehen, was ist positiv, wenn ich ihn frage, ob Martin tot ist? Irgendwann begreife ich, dass "positive" eigentlich "ja" heissen soll, und ich verstehe immer noch gar nichts! Bob meint, ich solle mit ihm mitkommen und etwas trinken. Ich will nicht und klammere mich wieder an das Brückengeländer. Niemand soll mich anfassen, lasst mich in Ruhe! Bob geht wieder durch die Türe der Rettungsstation ins Gebäude zurück. Ich kann nur einen kurzen Blick ins Innere werfen. Nach einer Weile kommt Bob wieder zurück, um mich zu holen. Gegen diesen Bär habe ich keine Chance, er klemmt mich einfach unter den Arm. Beim Betreten der Station sehe ich das Boot und viele Leute, die dort stehen; sie stehen um eine Art gelben Schlafsack. Ist das Martin? Jemand fotografiert. Ein Polizeifotograf? Ich will dorthin, zu Martin. Doch gegen Bob habe ich keine Chance. Er bringt mich in einen Raum im ersten Stock. Ich sitze nun also im Clubraum der Rettungsstation und glaube nicht, was passiert ist. Obwohl Bob meine Frage: "Ist mein Mann tot?" x-mal mit "positive" beantwortet hat, kann ich es nicht glauben. Es kann und darf nicht wahr sein! Ausserdem habe ich Martin noch gar nicht wiedergesehen, seit wir uns am Strand getrennt haben. Vielleicht ist das alles nur ein Irrtum? Nach einiger Zeit kommt ein weiterer Mann herein. Er stellt sich als Derek vor. Er sei der stellvertretende Commander der Rettungseinheit. Er versucht, mit mir ein Gespräch zu führen. Er fragt mich einige Dinge. Ich bleibe stumm und sage nichts, ich bin misstrauisch und kann die Geschehnisse um mich herum nicht einordnen. Er möchte, dass ich ihm meinen Namen sage. Was zum Teufel geht ihn mein Name an? Er soll mich gefälligst in Ruhe lassen. Er fragt mich dann, was mein Freund für einen Namen habe. Ich werde stinksauer und belle ihn an, dass Martin mein Ehemann und nicht mein Freund sei! Ich belle ihm Martins und meinen Namen ins Gesicht. Irgendwann taucht diese Polizistin wieder auf und beginnt mich zu befragen. Ich weiss die Fragen nicht mehr, die sie stellt. Sie notiert sich meine Antworten auf einem Notizzettel; von einem Aussageprotokoll kann nicht die Rede sein. Dann drückt sie mir einen Fetzen Papier mit der Adresse eines Polizeisergeants in die Hand, bei dem ich mich am nächsten Montag um 9 Uhr melden soll. Das alles interessiert mich nicht! Ich muss Martin finden! Die Polizistin verlässt endlich den Raum, Derek bleibt sitzen.

Nach einigen Minuten betritt eine Frau mit einem Koffer den Raum. Sie wird mir als Liz vorgestellt, sie ist Ärztin. Jetzt beginnt es bei mir zu rotieren: Ärztin, Spritzen, Wahnsinn, Irrenhaus! Auf keinen Fall darf ich zulassen, dass sie mir etwas spritzt! Andernfalls habe ich keine Kontrolle mehr, was mit Martin und mir passiert! Ich wehre mich entschieden, irgendwelche Medikamente zu nehmen. Glücklicherweise ist Liz, die Ärztin, sehr umgänglich und meint, sie würde mir nie etwas gegen meinen Willen spritzen. Beruhigungsmittel würden sowieso nur wie ein Korken auf einer Flasche wirken und meine Gefühle aufstauen. Gefühle? Was für Gefühle? Ich spüre nichts, meine Gefühle sind tot!

Liz verabschiedet sich. Wenig später erscheint Carol, sie ist Dereks Frau und Rettungssanitäterin. Sie spricht mit mir. Mit ihr kann ich reden, ihr gebe ich Antwort. Irgendwann heisst es, dass wir gehen müssen. Ich gehe mit Carol und Derek, wohin ist mir eigentlich egal. Nach kurzer Zeit erreichen wir das Haus der beiden. Sie führen mich in ihr Wohnzimmer. Ich setze mich irgendwo hin. Ich kann nur vor mich hinstarren, Tränen laufen unkontrolliert über meine Wangen, ich ignoriere sie. Jemand bringt mir etwas zu trinken, ich habe keinen Durst, keinen Hunger, ich muss nicht einmal auf die Toilette. Ich habe keine menschlichen Bedürfnisse mehr, mein Körper ist innerlich verbrannt.

Carol drängt mich, unsere Familien zu informieren. Ich kann doch nicht einfach anrufen! Wen soll ich anrufen? Ausserdem weiss ich gar nicht, ob das alles wirklich Martin betrifft, ich habe ihn seit dem Strand nicht mehr gesehen. Ich kann doch jetzt nicht einfach anrufen und sagen: "Hallo, Martin ist ertrunken." Ich weiss ja selbst gar nicht, ob es stimmt, ich habe ihn ja noch nicht einmal gesehen! Auch auf der Rettungsstation liessen sie mich ja nicht zu ihm! Carol lässt mir keine Ruhe: "Du musst die Familie anrufen!" Wen soll ich um Himmelswillen anrufen? Hanni, Martins Mutter, der ich versprochen habe, auf ihren Sohn aufzupassen? Das waren keine leeren Worte meinerseits, ich meinte es so, und jetzt soll ich sie anrufen und ihr mitteilen, dass ihr Sohn ertrunken sei, ich das gegebene Wort gebrochen habe? Was ist, wenn mein Schwiegervater das Telefon abnimmt? Sein Herz ist auch angegriffen. Vielleicht bekommt er gerade am Telefon noch einen Herzinfarkt oder einen Zusammenbruch, dann habe ich schon zwei Menschen auf dem Gewissen! Meine Eltern anrufen? Ich vergesse niemals den Schrei meiner Mutter, als mein Vater ihr mitteilen musste, dass meine Grossmutter, 62jährig, unerwartet an einem Herzinfarkt gestorben war! Seit diesem Erlebnis war der Gedanke an den Tod für mich ein Horror. Und mein Vater hatte auch schon einen Herzinfarkt. Wen um Himmelswillen soll ich nur anrufen? Ich kann niemanden anrufen! Ausserdem habe ich alle Telefonnummern vergessen, obwohl ich die Nummern meiner Eltern und Schwiegereltern seit Jahren auswendig kenne.

Anruf in die Schweiz

Derek findet über die internationale Auskunft die Nummer meiner Eltern heraus. Ich rufe meine Eltern an, meine Mutter nimmt das Telefon ab. Ich kann nur hervorschluchzen: “Mami, sie sagen, Martin sei ertrunken.” Ich kann nicht sagen: “Martin ist ertrunken.” Schliesslich habe ich ihn nicht mehr gesehen, seit wir uns am Strand getrennt haben. Mams sagt einen Augenblick gar nichts, versucht mich dann zu beruhigen, ich kann nicht sprechen. Derek nimmt mir den Hörer aus der Hand, ich höre, wie er ihr seine Adresse und Telefonnummer durchgibt. Ich sitze teilnahmslos auf meinem Stuhl, bei der ganzen Sache scheint es sich zwar wirklich um Martin und mich zu handeln, aber ich sitze da, wie wenn mich das alles nichts angehen würde. Nach etwa einer halben Stunde läutet das Telefon, mein Vater ist am Apparat. Ich höre meinen Vater weinen und immer wieder sagen: "Ja, was macht ihr denn!" Meinen Vater weinen zu hören ist für mich wie ein Schock. Ich habe meinen Vater noch nie zuvor in meinem Leben weinen hören! Er war für mich immer wie ein Fels in der Brandung. Er schien in jeder noch so ausweglosen Situation eine Lösung zu finden. Darin waren sich Martin und er sehr ähnlich. Und nun das! Er sagt immer nur den einen Satz, ich kann ihm nicht antworten, sein Weinen macht mich mundtot. Schliesslich kommt meine Mutter ans Telefon, sie sagt mir, dass sie mit einem Herrn des Eidgenössischen Departements für Auswärtige Angelegenheiten in Kontakt seien, er würde mir über das Konsulat in Kapstadt zu helfen versuchen. Sie trichtert mir mehrmals ein, auf keinen Fall irgendwelche Dokumente zu unterschreiben, bis jemand vom Konsulat da sei. Ich nicke immer wieder und bin mir nicht bewusst, dass sie mich gar nicht sehen kann. Ich bringe kaum ein Wort heraus.

Nach dem Telefongespräch sagt Carol, dass es jetzt Zeit sei, sich von Martin zu verabschieden. Wir steigen alle drei ins Auto. Das Ziel sei ein Beerdigungsinstitut, wo man Martin hingebracht habe. Panik erfasst mich! Ich habe noch nie in meinem Leben einen Toten gesehen, und jetzt soll ausgerechnet mein Ehemann der erste sein? Ich habe mich zeitlebens davor gefürchtet, einen toten Menschen zu sehen, glaubte aber, es mit Martins Hilfe zu schaffen, da ich annahm, es werde sich um einen Elternteil von ihm oder von mir handeln. Und jetzt kommt es so fürchterlich auf mich zu! Als wir gerade an unserem Zielort ankommen, läutet Dereks Mobiltelefon. Es ist der Vizekonsul des Schweizer Konsulates in Kapstadt. Er spricht mit mir und fragt: "Ja, Frau Siegrist, was ist denn eigentlich passiert?" Ich antworte darauf stereotyp: "Sie sagen, mein Mann sei ertrunken." Eine kurze Weile ist am anderen Ende der Leitung nur Stille, dann seine Frage: "Und jetzt? Soll ich jetzt kommen?" Wut erfasst mich, ich kann fast nicht glauben, dass er mich so etwas fragt. Martin soll ertrunken sein, und der Vertreter unseres Heimatlandes fragt, ob er nun kommen solle? Ich presse hervor: "Ja, würden Sie jetzt bitte endlich kommen!" Ich gebe das Telefon an Derek weiter, er erklärt dem Vizekonsul den Weg zu seinem Haus. Wir betreten dann das flache Gebäude durch die schmiedeeiserne Tür und kommen so in einen dunklen Gang. Ein Mann kommt uns entgegen und spricht mit Derek und Carol, ich stehe teilnahmslos da, höre nicht, was gesprochen wird. Was kommt auf mich zu? Halte ich das aus? Breche ich zusammen? Ich habe Angst vor mir selbst! Vom Gang gehen verschiedene Türen in weitere Räume, der Mann geht uns voraus durch die eine Tür, wir gehen hinterher. Der Raum ist relativ klein, in der Mitte steht ein Bett oder eine Bahre, man kann die Umrisse eines Körpers unter der Decke erkennen. Der Mann schlägt die Decke zurück und gibt so den Blick frei auf das Gesicht und den Brustkorb eines Mannes. Mir fällt ein Stein vom Herz! Es ist nicht Martin! Dieser Mann hier sieht ganz und gar nicht aus wie Martin. Sein Gesicht wirkt sehr kantig und weiss, die Haut scheint fast durchsichtig zu sein. Die blauen Flecken auf der Stirn stören in dem weissen Gesicht. Und der Mund! Niemals hat Martins Mund so ausgesehen. Sein Mund war immer leicht geöffnet, selbst im Schlaf. Fast immer aber waren seine Lippen von einem Lächeln oder Lachen umspielt. Er hat leidenschaftlich gerne gelacht und hatte es gerne lustig. Das ist definitiv nicht der Mund von Martin, so verkniffen, so hart, so grob sah sein weicher Mund niemals aus! Ich sage laut und deutlich: "Das ist nicht Martin!" Carol antwortet mir: "Doch, das ist Martin, du musst es glauben!" Und ich kann es einfach nicht! Da habe ich plötzlich die Idee: sein Ehering! Der ist einzigartig, das wäre ein Beweis! Ich frage den Mann von Institut: "Hat er einen Ehering an seinem linken Finger?" Der Mann kramt unter der Decke, und dann sehe ich es glitzern. Er streckt mir den Ring entgegen, ich nehme ihn in meine Finger und erkenne ihn eindeutig: es ist der Ehering, den ich Martin vor viereinhalb Jahren an unserer kirchlichen Trauung an den Finger gesteckt habe. Es ist, wie wenn tausend Knüppel auf mich niederfahren würden, der Schmerz erfasst mich mit solcher Wucht. Ich kann immer nur schreien: "Nein, nein, nein, nein!" Irgendwann beruhige ich mich etwas. Ich will Martin berühren, es ist wie ein innerer Zwang, die Angst, einen Toten zu berühren, existiert nicht mehr. Es ist kein Toter, es ist Martin! Nicht die Berührung an und für sich erschreckt mich, sondern das absolut Ungewohnte. Martin ist für mich warm, weich und höchst angenehm anzufassen! Aber das! Ihn jetzt anzufassen bedeutet Kälte, aber Martin ist niemals kalt! Etwas ist hier für meinen Gefühlsbereich völlig verkehrt, mein Verstand hat ausgesetzt, meine Gefühle kommen mit dieser Situation nicht zurecht. Ich höre Carol und Derek mit mir weinen, sie halten mich fest. Irgendwann heisst es, dass wir gehen müssen, ich habe keine Ahnung, wieviel Zeit verstrichen ist. Ich will nicht gehen, ich will bei Martin bleiben, doch es gibt kein Pardon! Wir kehren ins Haus von Carol und Derek zurück. So gegen 19 Uhr kommt endlich der Vizekonsul; er hat gesagt, er sei um 18 Uhr da. Er fragt mich nach Personalien, will unsere Pässe sehen, will wissen, was passiert ist. Derek erklärt es ihm. Das alles plätschert an mir herab. Plötzlich höre ich das Wort "Obduktion", meine Sinne schärfen sich. Derek erklärt, dass er erreicht habe, dass die Obduktion schon morgen stattfinden könne. Ich will keine Obduktion! Martin aufschneiden, zerstümmeln, das tut ihm vielleicht weh, wer weiss das? Ich begehre auf. Derek erklärt, dass jeder unnatürliche Tod in Südafrika polizeilich untersucht werde; schliesslich könnte es ja sein, dass ich meinem Mann Gift ins Frühstück mischte, um ihn nachher zum Schwimmen hinauszuschicken und dann eine fette Versicherungspolice zu kassieren. Ob dieser Aussage bin ich völlig schockiert, aber es ist mir auch wieder absolut egal, was sie denken. Ich kenne ja die Wahrheit. Trotzdem will ich auf keinen Fall, dass sie Martin mit ihren Messern aufschneiden! Ich versuche, vom Vizekonsul Unterstützung zu bekommen, er soll unsere Interessen vertreten, schliesslich sind wir Schweizer Bürger. Doch er zuckt nur die Schultern und meint, wir seien hier in einem fremden Land und hätten uns auch als Schweizer Bürger der hier üblichen Vorgehensweise zu unterwerfen. Ich bin völlig verzweifelt, weine, flehe, bettle, Martin das bitte nicht anzutun. Doch ich merke auch, dass ich gegen Betonwände ankämpfe. Es ist aussichtslos, das macht mich so unendlich traurig und hilflos zugleich. Das Telefon läutet, es ist meine Schwiegermutter, ich kann kaum mit ihr sprechen. Sie sagt mir, dass einer der Elternteile zu mir kommen werde, ich solle sagen, wer kommen soll. Ich sage spontan, dass Paps herfliegen solle, dann kommt mir jedoch in den Sinn, dass sein Herz das vielleicht nicht aushalten könnte und er ausserdem kein Englisch spricht. Ich füge dann noch bei, dass es auch mein Schwiegervater sein könne, einer der beiden.

Ich setze das Gespräch mit Carol fort. Im Moment interessiert mich nur eines: Was hat Martin gefühlt, als er gestorben ist? Hat es ihm wehgetan? Musste er Schmerzen ertragen, musste er leiden? In meiner Vorstellung sind Ertrinken und Verbrennen die schlimmsten Todesursachen. Carol erklärt mir, dass der Ertrinkungstod eigentlich sehr schnell erfolge, innert drei bis vier Minuten. Vor dem Eintreten des eigentlichen Todes erfolge das Hinübergleiten in die Bewusstlosigkeit, die Agonie. Man könne es auch als eine Art Einschlafen bezeichnen. Ich frage sie aus, ich will es wieder und wieder hören. Ich muss wissen, was er gefühlt hat!

Gegen Mitternacht gehen Carol und Derek zu Bett. Kurz davor hat nochmals das Telefon geklingelt, ein Reporter wollte ein Exklusivinterview von mir und war bereit, dafür eine fürstliche Summe zu bezahlen. Dieser Anruf versetzt mich in Panik. Werde ich das Haus nicht mehr verlassen können, ohne dass mich Reporter belästigen? Wie hat er überhaupt herausgefunden, wer ich bin und wo ich wohne? Derek meint nur, dies sei eben ein kleiner Ort, wo sich alles schnell herumspreche; er versucht mich zu beruhigen. Ich mache ihm klar, dass ich unter keinen Umständen mit jemandem von der Presse reden möchte. Martin ist mir viel zu wertvoll, als dass ich ihn diesen Aasgeiern als willkommene Sensation ausliefere! Carol meint, ich könne im Wohnzimmer bleiben oder im Zimmer ihrer Tochter übernachten, so wie ich es wolle. Sie hat mir ein Röhrchen mit Schlaftabletten hingestellt, die die Ärztin mir verschrieben hat. Ich nehme eine davon und betrachte das Röhrchen. Hat Carol nicht gesagt, dass Ertrinken wie Einschlafen ist? Ich habe den sehnlichsten Wunsch, das zu erleben, was Martin erlebt hat. Ich will überhaupt mit ihm zusammensein, egal, wo das ist! Zusammen können wir alles meistern, das haben wir schon viele Male bewiesen! Ich schütte den Inhalt des Röhrchens in meine Hand, es sind vielleicht zwölf Tabletten. Ob das wohl ausreicht? Ich habe keine Ahnung. Nur nie mehr aufwachen, nie mehr in diesen Alptraum zurückkehren müssen! Ich schlucke die Tabletten. Gleichzeitig erinnere ich mich, dass in unserer Apotheke noch weitere Schlaftabletten sind, zwar homöopathische, aber vielleicht ergeben alle Tabletten zusammen den gewünschten Effekt? Ich verziehe mich ins Zimmer der Tochter und lege mich dort aufs Bett. Noch immer bin ich mit der Badehose und meinem Strandshirt bekleidet, doch das ist mir egal.

Am Tag danach

Samstagmorgen, ich erwache in einer Umgebung, die ich nicht kenne. Ich kann meine Blicke nicht kontrollieren, sehe alles nur verschwommen. Ich versuche mich aufzurichten, es geht nicht, ich falle in die Kissen zurück. Nach verschiedenen Anläufen geht es, aber ich kann mich nicht gerade auf den Füssen halten, ich schwanke, als ob ich eine schnelle Fahrt auf der Berg-und-Tal-Bahn hinter mir hätte. Ich wanke und werde immer wieder von den Wänden zurückgeworfen. Langsam ertaste ich mir den Weg zur Toilette. Im Wohnzimmer treffe ich auf Ann, die Untermieterin. Sie erklärt mir, dass sie heute hier sei, um mich zu betreuen. Ich höre sie sprechen, kann ihre Worte auch verstehen, aber sie dringen irgendwie nicht zu mir vor. Ich sitze einfach nur stumm auf dem Sofa und starre vor mich hin. Irgendwann ziehe ich mich ins Zimmer zurück und muss wieder in den Schlaf zurückgefallen sein. Gegen Abend kommt jemand an mein Bett, nur schemenhaft erkenne ich meinen Schwiegervater. Ich weine und schluchze, ich spreche mit ihm, weiss aber nicht, was ich ihm sage. Er nimmt mich tröstend in den Arm. Ich falle erschöpft in meinen Dämmerzustand zurück und erwache erst kurz vor Mitternacht wieder. Im Wohnzimmer finde ich Carol, Derek und Walter, meinen Schwiegervater. Derek ist sauer auf mich wegen der Tabletten. Er habe bei der Ärztin ein neues Rezept besorgen können, aber nur mit tausend Ausreden, ich solle solche Sachen gefälligst lassen. Die Standpauke läuft an mir herunter wie Wasser, das ist mir doch alles so egal, was hat der überhaupt für eine Ahnung? Ich höre noch, wie Derek meinem Schwiegervater erzählt, dass die heutige Obduktion geplatzt sei. Der Ambulanzwagen, der Martin transportiert hatte, war durch von einem Lastwagen heruntergefallene Mehlsäcke von der

Strasse abgekommen und verunfallt. Dadurch kam Martin eine Viertelstunde zu spät im Krankenhaus an, wo die Obduktion hätte stattfinden sollen. Der Pathologe ist nach Hause gegangen, als Martin nicht rechtzeitig eintraf. Ich freue mich darüber, so konnten sie wenigstens nicht das Messer an ihn setzen! Derek und Walter sehen die Sachlage von einer anderen Seite: dadurch verzögert sich unsere Abreise nochmals mindestens um zwei bis drei Tage. Die Polizei gibt Martin erst frei, wenn die Obduktion erfolgt ist. Und ich habe schon am Vortag gegenüber dem Vizekonsul erklärt, dass ich das Land keinesfalls ohne Martin verlasse. Ich steige nur in ein Flugzeug, wenn auch Martin drin ist, sonst gehe ich nicht zurück! Obwohl es schon spät ist, läutet das Telefon, ein Freund meines Schwiegervaters, muss der uns jetzt auch noch stören? Beten sie am Telefon gemeinsam zu Gott? Ja, wo war er denn, dieser Gott, wo war er gestern, als er Martin hätte helfen sollen? Warum hat er ausgerechnet Martin genommen, er, der so sanft und gefühlvoll ist, sich immer für andere einsetzt und erst in zweiter Linie an sich selber denkt! Ich bin voller Aggression, Wut und Zorn ob dieser gemeinen Ungerechtigkeit! Ich bin froh, mich in mein Zimmer zurückziehen zu können. Die Schlaftabletten nehme ich mit, es sind zwar nur noch sechs Stück, doch ich nehme sie allesamt, nur vergessen, aussteigen aus diesem Höllenritt! Ich falle in einen traumlosen Schlaf.

Es ist Sonntag

Ich treffe auf einen wutentbrannten Derek. Er brüllt mich an, was mir überhaupt einfalle, schon wieder alle

Schlaftabletten zu nehmen. Er sei wütend auf mich, es könne ihm ja niemand garantieren, dass ich nicht plötzlich in die Küche gehe und mir mit einem Messer die Pulsadern aufschneide! Sein Gebrüll prallt an mir ab, das ist mir doch völlig egal. Dann jedoch teilt er mir mit, dass er mich auf keinen Fall mehr in seinem Haus haben will. Er habe schon mit dem Vizekonsul gesprochen und alles für meine vorzeitige Rückkehr in die Schweiz mit der Rega organisiert. Mein Gehirn fängt an, fieberhaft zu arbeiten. Wenn ich mit der Rega nach Hause fliegen muss, dann bin ich nicht im selben Flugzeug wie Martin, dann sind wir getrennt! Das kann nicht sein! Ich bettle Derek an, diese Aktion rückgängig zu machen. Er bleibt hart, er ist noch immer sehr wütend. Ich flehe und weine, verspreche, vernünftig zu sein. Nach langem Hin und Her lässt er sich gegen mein hoch und heiliges Versprechen, keine Dummheiten zu machen, erweichen. Er ruft den Vizekonsul an und erklärt ihm, dass ich nun wieder vernünftig sei und mir alles an einem gemeinsamen Heimflug mit Martin liege.

Heute muss die offizielle Identifikation von Martin im Polizeigebäude stattfinden. Mein Schwiegervater meint, er werde das für mich übernehmen, ich könne hierbleiben. Aber ich muss Martin wiedersehen, ich muss einfach. Ausserdem glaube ich, dass ich es dann vielleicht endlich begreife, dass er wirklich tot ist! Wenn ich da stehe, laut und deutlich sage: "Das ist Martin Siegrist, mein Ehemann." Wenn ich meine Unterschrift unter das Formular setze, das bestätigt, dass ich, Rita Siegrist, den Toten hier als Martin Siegrist identifiziere. Es ist wie ein Zwang, ich muss selbst zur Polizei gehen, ihn sehen und die Erklärung abgeben. Ich muss, ich muss. Die Fahrt nach Stellenbosch dauert keine Viertelstunde, und wir stehen vor einem Backsteinbau, dem Polizeigebäude. Derek führt uns. Wir gelangen in das Büro von Sergeant van Jaarsveld. Er empfängt uns zusammen mit einer Dame, sie ist Polizeipsychologin. Zu fünft verlassen wir das Büro, gehen ins Treppenhaus und steigen hinunter in den Keller. Wir betreten einen Raum, hinter diesem befindet sich ein weiterer Raum, der jedoch bedeutend kleiner ist. Die beiden Räume sind durch eine Scheibe abgetrennt, sie beginnt jedoch erst ca. einen Meter über dem Boden, unter der Scheibe ist Mauerwerk. Der Sergeant erklärt uns, dass die Identifikation in diesem kleinen Raum, diesem Schauraum, stattfinden wird. Ich sage: "Das geht nicht, ihr müsst Martin ganz zu uns bringen. Ich mache keine Identifikation durch diese Scheibe!" Der Sergeant antwortet mir, dass dies nicht möglich sei, ihre Richtlinien würden dies verbieten. Daraufhin verlässt der Polizist den Raum, öffnet die Türe des kleinen Raums und schiebt eine Bahre auf Rädern hinein. Er nimmt das weisse Leintuch, das den Körper auf der Bahre zudeckt, und schlägt es zurück bis zu den Hüften des Menschen, der da liegt. Ich weiss nicht, wie mein Schwiegervater beim Anblick seines Sohnes reagiert hat, ich bin zu sehr mit mir selbst beschäftigt. Ich starre auf die Bahre und weiss, ich muss ihn anfassen, ich muss ihn küssen, ich muss ihn fühlen. Sonst kann ich nicht mit Sicherheit sagen, dass es Martin ist. Ich bettle immer und immer wieder: "Bitte nehmt ihn raus, ich muss ihn berühren können, sonst kann ich nicht sagen, ob es Martin ist!" Der Polizist beruft sich auf seine

Vorschriften, lässt sich nicht davon abbringen. Ich flehe und weine, irgendwann gibt er nach und meint, dass er eine Ausnahme machen werde, obwohl er ganz klar seine Kompetenzen überschreite. Was genau seinen Sinneswandel veranlasst hat, kann ich in diesem Moment nicht nachvollziehen. Vielleicht war es mein Weinen, vielleicht hat ihn auch die Psychologin überzeugt. Hauptsache, ich habe erreicht, was ich wollte. Er geht zurück in den kleinen Raum, schiebt die Bahre aus unserem Blickfeld in den Nebenraum. Wir können ebenfalls durch eine Türe diesen Nebenraum betreten. Jetzt stehe ich also vor der Bahre und kann den Menschen darauf anschauen. Im Gegensatz zum ersten Anblick im Begräbnisinstitut kann ich den Körper jetzt ohne irgendwelche Scheu oder Angst sofort berühren, ihn streicheln, es ist Martin! Ich küsse ihn auf die Lippen, wie ich es so oft vorher getan habe, so gern getan habe! Aber es ist diesmal so anders! Seine Lippen sind so ganz anders, nicht warm und weich, wie es mir vertraut ist, sondern kalt, sehr kalt und hart. Das erschreckt mich wirklich sehr, seltsamerweise glaubte ich irgendwie, dass es sich wie immer anfühlen würde, doch es ist anders, ganz anders! Während ich ihn küsse, glaube ich noch immer, er werde plötzlich die Arme von der Bahre heben, mich damit umschliessen, die Augen öffnen, den Kuss erwidern und dann sagen: "Hey, das ist alles nur ein Witz, jetzt habe ich dich aber bös erschreckt, nicht wahr?" Obwohl ich den Körper vor mir auf der Bahre liegen sehe, ihn als meinen Ehemann erkenne, kann ich es nicht glauben. Ich will es einfach nicht glauben. Werde ich es je glauben? Irgendwann sagt der Polizist, dass wir jetzt ins Büro zurückkehren müssten.

Ich will aber nicht, ich will bei Martin bleiben. Mein Schwiegervater legt beruhigend seine Hände auf meine Schultern. Ich höre ihn sagen: "Komm jetzt, du musst vernünftig sein, der Polizist hat jetzt schon seine Kompetenzen überschritten für uns!" Aber ich will nicht vernünftig sein! Ich wehre mich, schüttle die Hände ab, wehre mich gegen die Stimme, und zwar mit aller Kraft, die jetzt plötzlich so stark ist wie meine Liebe zu Martin. Ich schlage um mich und sage immer wieder: "Lasst mich bei ihm sein!" Der Polizist meint, dass er uns nochmals fünf Minuten einräumt. Für mich hat Zeit allerdings keine Bedeutung mehr. Dann der grauenvolle Moment, als der Polizist mir Martin wegnimmt, er schiebt die Bahre in einen weiteren Nebenraum. Ich wehre mich wieder, ich will ihn nicht hergeben. Doch diesmal gibt es kein Pardon. Derek und mein Schwiegervater haben mich in die Mitte genommen und führen mich aus dem Raum. Ich kann mich nicht aus ihren Armen befreien, sie fühlen sich an wie Schraubstöcke! Wir kommen zurück ins Büro des Polizisten. Ich soll jetzt mit meiner Unterschrift bezeugen, dass ich gerade vorhin meinen Ehemann, Martin Siegrist, als den Toten identifiziert habe. Es sind einige Papiere. Ich kann nicht alle davon lesen, einige sind in Afrikaans. Die Worte meiner Mutter kommen mir in den Sinn: "Unterschreibe nichts ohne jemanden vom Konsulat!" Ich will auf keinen Fall etwas unterschreiben, das Martin in irgendeiner Weise schaden kann, sie sollen ihn nicht anfassen!

Ich lasse nicht locker, der Sergeant muss den Vizekonsul anrufen, ihm die Papiere durchfaxen. Sobald er sie gelesen hat, ruft er das Büro des Sergeants an. Wir warten, dann bestätigt mir der Vizekonsul, dass ich die Papiere bedenkenlos unterschreiben kann. Nach der Identifikation fahren Derek, mein Schwiegervater und ich an die Kogelbay, zurück zum Unfallort. Wir stehen unter dem Baum, genau dort, wo ich vor zwei Tagen gesessen habe.

Die restlichen Tage bis zu unserem Abflug verbringen wir mit Ausflügen. Ich trotte jeweils hinter den beiden Männern her, nehme kaum wahr, wo ich bin, was wir machen, was gesprochen wird. Ich spreche nur im Ausnahmefall, wenn es sich nicht verhindern lässt oder wenn ich übersetzen muss. Ich kann nichts essen, verstehe nicht, dass Derek und mein Schwiegervater essen und trinken können, sich manchmal sogar noch Witze erzählen. Ich finde das absolut abstossend. Nur an eine Begebenheit erinnere ich mich noch ganz genau. Es ist auf der Toilette eines Pubs in Kapstadt. Ich wasche mir die Hände und betrachte mich im Spiegel, ich denke: "Du bist jetzt Witwe. Sieht so eine Witwe aus?" Ungläubig schaue ich mein Spiegelbild an. Die Türe geht auf, und eine Serviceangestellte kommt herein, um sich frisch zu machen. Ich frage sie: "Wie alt schätzen Sie mich?" Sie antwortet: "Vielleicht so 25 Jahre? Warum?" Ich frage im Gegenzug: "Sehe ich aus wie eine Witwe?" Die junge Frau wird ganz blass, sagt kein Wort. Ich sage nur monoton: "Ja, aber ich bin eine!" Erst jetzt wird mir bewusst, wie ich die Frau erschreckt haben muss. Ich verlasse den Raum. Ich höre, wie sie mir nachflüstert: "Es tut mir so leid für Sie!"

Die Heimreise

Während wir noch in Gordon's Bay sind, laufen zu Hause schon die Vorbereitungen für die Beerdigung an. Ich möchte, dass Martin in Winterthur-Seen begraben wird. Dort, wo wir unsere Schulzeit verlebt haben, wo wir uns in der Jugendgruppe kennengelernt haben. In der Kirche, wo wir zusammen mit der Jugendgruppe aufgetreten sind, wo er konfirmiert worden ist und wo wir auch geheiratet haben. Doch jetzt beginnt wieder ein Kampf! Das Zivilstandsamt Winterthur teilt meiner Mutter mit, dass dies nicht möglich sei. Martin müsste zwei Drittel seines Lebens in Winterthur verbracht haben, also 24 Jahre, damit die Bestattung in Winterthur stattfinden könnte. Er hat aber nur 20 Jahre in Winterthur gelebt und müsse deshalb in Seuzach, wo wir seit drei Jahren wohnen, beerdigt werden. Ich kann diese Mitteilung fast nicht glauben, bin völlig verzweifelt. Ich kann Martin seinen letzten Wunsch, den ich gekannt habe, nicht erfüllen. Ich weiss nur, ich muss es möglich machen. Ich überlege, an wen ich mich wenden könnte. Es muss ein "hohes Tier" von der Stadt sein. Ich erinnere mich an Herrn Wohlwend, dessen Politik ich etwas verfolgt habe. Dieser Mann muss es sein, er macht mir einen menschlichen Eindruck. Ich rufe meine Mutter an, sie solle mir seine Telefon- und Faxnummer beschaffen. Danach schreibe ich Herrn Wohlwend einen Fax, schildere ihm das Problem und flehe ihn an, Martins Wunsch zu erfüllen. Und siehe da, ich habe mich nicht geirrt, wenige Stunden später ist der Antrag bewilligt. Wenigstens etwas, das ich für Martin tun konnte!

Als die Abreise für Mittwoch feststeht, möchte ich unbedingt sichergehen, dass Martin auch wirklich mit uns in dem Flugzeug ist. Ich möchte vor dem Abflug in den Frachtraum gehen und sehen, wo sein Sarg hinkommt, ich will einfach absolut sicher sein. Ich will mich selbst davon überzeugen. Ich führe verbale Kämpfe mit Derek, dem Vizekonsul und mit meinem Schwiegervater. Sie wollen mir diesen Wunsch nicht erfüllen. Meinem Schwiegervater wird es nun langsam zuviel. Er meint, ich solle jetzt endlich mal Vertrauen haben und dem Vizekonsul glauben, wenn er uns versichert, dass Martin im gleichen Flugzeug sei wie wir. Irgendwann gebe ich meinen Kampf resigniert auf. Ich bin nur noch müde, müde, müde.

Der Abflugtag kommt, es ist Mittwoch. Das Flugzeug startet kurz vor 18 Uhr Lokalzeit. Mein Schwiegervater sitzt am Fenster, ich neben ihm. Die Tränen rinnen über meine Wangen. Ich kann immer nur denken: Alles ist so verkehrt, auf dem langersehnten Hinflug sass Martin neben mir, jetzt sitzt mein Schwiegervater neben mir, und Martin ist in einem Zinksarg unten im Frachtraum. Ich ertrage den Gedanken kaum, zucke bei jedem Luftloch zusammen, wenn es schüttelt. Hoffentlich tut ihm das nicht weh! Hoffentlich verletzt er sich nicht, wenn sein Kopf gegen die Sargwand stösst! Mein Schwiegervater und ich sitzen nebeneinander wie zwei Fremde, seit dem Sonntagabend haben wir kein Wort mehr miteinander gesprochen, nur geschwiegen. Nachdem das Flugzeug in Johannesburg zwischengelandet ist, können wir auf einmal miteinander sprechen. Was hat wohl das Eis gebrochen? Ich versuche, ihm Martins und meine besondere Liebe zueinander zu erklären. Er nickt, wie wenn er verstehen würde, spricht von „Agape“, der göttlichen Liebe, und hat dabei gar nichts verstanden. Ich spreche von einer ganz anderen Liebe, von einer ganz besonderen Liebe zwischen Mann und Frau, von einer geistigen Liebe, aber auch von einer körperlichen Liebe, einer sinnlichen Liebe. Obwohl wir die ganze Nacht miteinander sprechen, reden mein Schwiegervater und ich von zwei verschiedenen Dingen.

Je näher wir Zürich kommen, desto stärker wird meine Angst, meine Panik. Ich bekomme keine Luft mehr, glaube, ohnmächtig zu werden. Ich sage meinem Schwiegervater, dass ich mich schlecht fühle. Er klingelt der Stewardess und fragt, ob es an Bord einen Arzt gebe. Die Stewardess kommt mit Sauerstoff angerannt, die anderen Fluggäste glotzen. Mir ist das alles nur peinlich! Die Stewardess soll weggehen, ihr Parfümduft verstärkt mein Unwohlsein! Um Ruhe zu haben, sage ich, dass es mir wieder besser gehe. Was wird meine Schwiegermutter mir sagen? Ich habe ihr versprochen, auf ihren Sohn aufzupassen. Ich würde es verstehen, wenn sie mir sagen würde: “Was machst du hier und bringst mir meinen Sohn in einem Zinksarg zurück?” Wie werden meine Eltern reagieren? Werden sie mich immer noch als ihre Tochter lieben? Oder wird mir meine Mutter, die ihren Schwiegersohn geliebt hat, wie wenn es ihr eigener Sohn wäre, die folgende Frage stellen: “Ja, was hast du nur gemacht? Warum hast du ihm nicht rechtzeitig geholfen?” Mit dieser Angst wächst auch die absolute Verzweiflung. Wir kommen am 30. Januar 1997 in Zürich an, Martin in einem Zinksarg. An diesem Tag vor 17 Jahren hat unsere Liebe, unsere Freundschaft begonnen. Dieses Heimkommen an unserem Jahrestag bringt mich beinahe um den Verstand. Ich glaube, wahnsinnig zu werden. Das Zusammentreffen mit meiner Schwiegermutter und meinen Eltern verläuft fast wortlos, keiner bringt Worte über die Lippen, nur die Tränen fliessen. Die nächsten Tage ziehen an mir vorbei, das Begräbnis sollte geplant werden. Mein Schwiegervater, der Organisator, kommt zum Zug. Ich bin völlig apathisch, kann keine Entscheidungen treffen für die Dinge, die erledigt werden müssen. Erdbestattung oder Kremation? Wer soll ans Leidmahl eingeladen werden? Aufbahrung ja oder nein? Was möchte Martin? Ich weiss es nicht! Wir haben nie über solche Sachen gesprochen, oder dann diese Themen nur kurz gestreift. Schliesslich dachten wir, dass wir uns damit erst im Alter beschäftigen müssten! Wir haben es verdrängt, wir sind ja noch jung. Hätte ich gewusst, was Martin für sein Begräbnis gewollt hätte, ich hätte es durchgesetzt, und zwar mit allen Mitteln, ohne irgendwelche Rücksichten. Aber leider wusste ich nicht, was er sich gewünscht hätte. So kommt es, dass ausschliesslich mein Schwiegervater die Entscheidungen trifft, was mir an sich recht ist. Ich wehre mich nur in zwei Punkten, weil ich glaube, hier zu wissen, was Martin möchte. Er möchte nicht aufgebahrt werden, damit jeder Sensationslüsterne ihn begaffen kann, und er möchte am Leidmahl seine wirklichen Freunde haben, nicht irgendwelche Verwandten, die er seit zwanzig Jahren nicht mehr gesehen hat!

Die Beamtin vom Zivilstandsamt ruft an und fragt wegen der Aufbahrung nach. Sie rät uns dringend davon ab, da Wasserleichen erstens anscheinend immer schlimm aussähen und zweitens der lange Transport den Zustand des Körpers wohl noch zusätzlich verschlimmert habe. Ich entscheide mich gegen die Aufbahrung, mein Schwiegervater setzt sie jedoch durch! Ich nehme diese letzte Gelegenheit, meinen Mann zu sehen, nicht wahr, was ich heute sehr bereue. Ich habe diese letzte Gelegenheit nicht genutzt.

Das Begräbnis ist ein Horror für mich, am liebsten wäre ich gar nicht hingegangen. Doch ich bin Martin dies schuldig. Alles zieht an mir vorbei, es ist, wie wenn lauter Nebel um mich herum wäre. Am liebsten würde ich aus der Kirche rennen, nach Hause, wo all unsere gemeinsamen Fotos sind, wo ich seine Briefe habe, wo die Tonbänder mit seiner Stimme sind. Dieses Ereignis hat nichts mit Martin zu tun! Ich versuche mir ständig beizubringen, dass ich es jetzt endlich begreifen muss, dass Martin tot ist und dass ich hier an seinem Beerdigungsgottesdienst bin. Ich schaffe es einfach nicht. Ich kann nur ständig daran denken, dass wir vor viereinhalb Jahren dort vorne am Taufstein unsere Trauringe getauscht haben. Die Kirche ist propenvoll, sie konnte gar nicht alle Menschen aufnehmen, die von Martin Abschied nehmen wollten. Ich sehe viele bekannte Gesichter, und doch begreife ich gar nicht, was eigentlich passiert.

Am Leidmahl kommt meine Tante auf mich zugestürmt und sagt mir: "Ja, du bisch jetzt än Armi!" Ich höre zwar ihre Worte, kann sie aber nicht begreifen. Warum sollte ich arm sein? Martin ist doch arm! Er musste sein Leben lassen, er musste all die Dinge hier auf Erden zurücklassen, die ihm soviel bedeutet haben. Ich verstehe sie nicht, ich bin schliesslich immer noch hier! Aber wie bin ich hier? Ich kriege an diesem Essen keinen Bissen runter. Ich fand Leidmahle schon immer etwas ganz Furchtbares! Ich setze mich zu unseren Freunden, suche die gewohnte Geborgenheit. Die Ehefrau von Martins bestem Freund fragt mich: "Du, wie ist der Unfall eigentlich passiert?" Ihr Mann schubst sie unter dem Tisch. Ich bin wie vom Donner gerührt, erhebe mich und verlasse den Tisch. Ich kann nicht darüber reden, ich konnte nicht mal meinen Eltern erzählen, was eigentlich passiert ist, und ihr kann ich es ganz sicher nicht erzählen!

Die Tage nach dem Begräbnis ziehen einfach an mir vorbei. Ich kann nicht essen, kann nicht schlafen, habe Alpträume, werde immer gereizter. Ich bitte meinen Arzt um ein Mittel, da mein Körper dringend Ruhe braucht. Er verschreibt mir daraufhin Beruhigungstabletten. Doch das macht alles noch schlimmer. Dieses Mittel bewirkt, dass ich am Tag wie auf Wolken umhergehe; ich habe das Gefühl, nicht mehr über meinen Körper zu bestimmen. Nachts dreht das "Karussell" trotzdem weiter, ich kann nicht abschalten! Ich will diese Beruhigungspillen nicht mehr. Wir versuchen es mit einem Schlafmittel, so bekommt wenigstens der Körper einige Stunden Ruhe und kann sich ein bisschen erholen. Mit meinem Ehemann habe ich so viel verloren, muss ich von so vielem Abschied nehmen, von meinem Berater, meinem Kritiker, meinem Mentor, meinem Liebhaber, meinem Lehrer, dem zukünftigen Vater unserer Kinder, einem Teil von mir selbst!!!

Diesen Bericht widme ich meinem Ehemann, Martin Siegrist, zu unserem sechsten Hochzeitstag.

Die Muschelhälfte ohne Perle

Rita Siegrist-Müller
Peter Fässler-Weibel

Peter:
Am 9. März 1997, also gut sechs Wochen nach Martins Tod, hörte ich erstmals durch den Arzt von Rita und ihrer traumatischen Geschichte in Südafrika. Er schilderte mir den Verlauf sehr ausführlich und zeigte mir unmissverständlich die Notwendigkeit von rascher therapeutischer Hilfe auf. Er beschrieb Rita Siegrist als völlig entkräftet, gelähmt, ohnmächtig und von grossen Schuldgefühlen geplagt. Zur Zeit sei sie arbeitsunfähig. Vor allem habe sie grosse Angst, an ihrem Arbeitsplatz im Kundenkontakt die Fassung zu verlieren oder überhaupt auf dieses Ereignis angesprochen zu werden und nicht zu wissen, wie darauf zu reagieren. Sie wolle nicht darüber reden, schon gar nicht mit ihr fremden Menschen. Auch habe sie das Gefühl, sich gegen alle und alles verteidigen zu müssen. In Südafrika sei sie medikamentös behandelt worden. Ein weiteres, nicht unbedeutendes Problem werde in den nächsten Wochen noch auf sie zukommen: Sie sei bei zwei Hochzeiten Brautführerin. Hier stelle sich die Frage, wie zweckmässig eine solche Aufgabe bei dieser Ausgangssitua-

tion sei. Wortlos hörte ich mir diese Geschichte an. Für mich war die emotionale Not durch die Erzählung deutlich spürbar geworden. Ich bot an, einen raschmöglichsten Termin zu vereinbaren, falls sich Frau Siegrist bei mir melden sollte.
Du hast es dann getan, Rita. Was führte dich zu mir? Was hast du von mir erwartet?

Rita:
Ich hatte festgestellt, dass der Arzt von dieser Situation genauso überfordert war wie ich. Wir kamen mit unseren Gesprächen nicht mehr weiter. Ich musste etwas unternehmen und wollte es auch. Als ich dich anrief, hast du mir noch am gleichen Tag einen Termin angeboten. Dies hat mich völlig überrumpelt. Ich hatte deinen Namen schon von verschiedenen Leuten gehört. Ich hatte Angst, du würdest mir in kürzester Zeit meine Schwächen und Fehler aufdecken. Ich sprach noch vor der Begegnung mit dir mit einer Kollegin, einer Krankenschwester, über dich. Sie hat mir Mut gemacht, weil sie dich von Vorträgen her kannte. Trotzdem war ich unsicher und sehr skeptisch.

Wie hast du mich damals wahrgenommen? Wen hast du angetroffen?

Peter:
Du wirktest auf mich zurückgezogen, misstrauisch, die Probleme in dich hineinfressend, sachbezogen, zum Kämpfen fähig, intellektuell klar und emotional diffus. Meine Versuche, mehr über dich und deine Art der Problemlösung zu erfahren, schlugen alle fehl. Du hast nichts über dich preisgegeben. Dies hat mich unerhört

verunsichert. Auf der einen Seite spürte ich, dass du einen Weg der Auseinandersetzung gehen wolltest, und auf der andern Seite war ich nicht sicher, ob ich wohl der richtige Gesprächspartner für dich sei. Zwischen dir und mir funkte es nicht.

Deine Fähigkeit zu kämpfen faszinierte mich. Du hast dich mir gegenüber nicht spürbar gemacht. Ich wollte mich dir gegenüber jedoch spürbar machen. Deshalb sagte ich dir, dass du dir überlegen sollest, ob du mit mir an dieser Problematik arbeiten wollest.

Rita:
Du hast mir gesagt, dass ich emotional völlig blockiert sei und du nicht sicher seist, ob ich überhaupt etwas ändern wolle. Es faszinierte mich, dass du mir knallhart sagtest, ich selbst hätte es in der Hand, ob es mir besser gehen werde oder nicht, aber ich müsse etwas dafür tun. Du selbst habest nämlich nichts davon, wenn es mir besser ginge, sondern ich müsse es wollen und es für mich selbst auch tun. Du fragtest mich, ob ich überhaupt wolle, dass es mir besser gehe. Diese Frage machte mich einerseits wütend, andererseits wurde mir bewusst, dass es allein in meiner Hand lag, an meiner miesen Lage etwas zu ändern. Obwohl du mir bis zum nächsten Morgen Zeit liessest, um mich zu entscheiden, ob ich mit dir zusammenarbeiten wolle oder nicht, wusste ich es schon, als ich zur Tür hinausging: Ich muss diese Chance nützen. Wenn das nichts nützt, dann nützt gar nichts mehr! Nach dem Gespräch mit dir war mir klar, dass ich mich mit dem Unfallhergang auseinandersetzen musste. Ich schrieb alles genau auf. Damals dachte ich, ich müsste es aufschreiben, weil ich

sonst etwas vergessen würde, was ich nicht vergessen wollte. Nach der Niederschrift fühlte ich mich noch mieser als zuvor. Es verstärkte vor allem die Schuldgefühle.

Peter:
Nach diesem Gespräch fühlte ich mich nicht sonderlich wohl. Ich erkannte deine Fähigkeit zur Auseinandersetzung, nahm dich jedoch emotional massiv blockiert wahr. Fragen beschäftigten mich: Hatte ich dich überrumpelt, überfordert? War ich zu aggressiv gewesen? Du hattest keine Gefühle gezeigt, weder Wut noch Trauer.

Rita:
Du sagtest mir, dass ich mich meinen Problemen nicht stelle. Das war bisher nicht so gewesen. Aber dieser Unfall, den ich einfach nicht wahrhaben wollte, führte dazu, ihn und alle damit verbundenen Probleme zu verdrängen. Ich wollte mich viel lieber meinen anstehenden Aufgaben wie den Hochzeitsvorbereitungen widmen, nach dem Motto: Was vorbei ist, ist vorbei! Darüber reden bringt ohnehin nur Schuldgefühle und neue Schmerzen. Vergessen ist wohl der einfachere Weg. Ich stürzte mich in Aktivitäten und liess mich einladen, obwohl es mir dabei völlig unwohl war. Wichtig war einzig, nicht alleine zu Hause zu sein und mich mit allen Erinnerungen an Martin konfrontieren zu müssen.

Peter:
Ich war gespannt auf unser zweites Treffen. Inzwischen hattest du entschieden, mit mir zusammen an diesen

Schwierigkeiten zu arbeiten. Das hat mich sehr gefreut. Gleichzeitig aber verspürte ich auch eine Spannung. Harte Nuss, dachte ich mir! Gleich zu Beginn eröffnetest du mir, nicht alles über dich und Martin erzählen zu können. Vielleicht später, sagtest du.

Rita:
Nach dem ersten Gespräch war ich unsicher. Beim zweiten Gespräch fühlte ich mich wohler, weil ich klarer sagen konnte, worüber ich reden wollte und welche Punkte im Leben zwischen Martin und mir ich als Privatsache einstufte und auch für mich behalten wollte. Du bist darauf eingegangen und hast es respektiert. Dies gab mir ein besseres Gefühl. Ich fühlte mich angenommen. Du hast deine Bedingungen im ersten Gespräch formuliert - ich im zweiten. An dieser Stelle hat die Beziehung zwischen dir und mir begonnen.

Peter:
Gut zwei Monate nach dem Tod von Martin, wir sahen uns zum dritten Mal, hattest du wohl einen Tiefpunkt in deinem Leben erfahren. Was war geschehen?

Rita:
Mir war inzwischen bewusst geworden, dass Martin wirklich gestorben war und nie mehr zurückkommen würde.

- Er fehlte an den besagten Familienfesten.
- Es nervte mich, dass alle ausser mir wussten, was gut für mich sei.
- Ich konnte mit niemandem reden, meine Zwillingsseele war nicht mehr da.

- Ich fühlte mich völlig alleine, obwohl viele Menschen um mich herum waren.
- Ich fühlte mich in vielen Situationen unverstanden.
- Oft fragte ich mich, ob ich überhaupt noch normal sei.

Martins Fehlen wurde überall spürbar. Ich musste mich mit Sachen beschäftigen, die früher er erledigt hatte. Zu Hause konnte ich hinsehen, wohin ich wollte, ich sah immer wieder Erinnerungen an ihn. Ich konnte ihn nichts mehr fragen und hätte noch so viele Fragen gehabt. Meine innersten Fragen blieben unbeantwortet. Durch das Realisieren von Martins Tod öffnete sich unter mir eine riesige Falltüre. Ich fiel in ein grosses Loch der Ohnmacht und der Leere. Das richtige Begreifen, dass Martins Tod endgültig und irreversibel war, raubte mir meine Identität. Ein riesiger Steinblock war auf meinen Lebensweg gefallen, kein Weg führte daran vorbei, kein Weg führte darüber hinweg. Mein Lebenszweck, mein Lebenssinn war unter diesem Steinblock begraben. Ich wollte nicht mehr leben und spielte mit dem Gedanken, mir das Leben zu nehmen.

Peter:
Wir haben ausführlich über Suizid gesprochen. Du warst getrieben von der Sehnsucht, zu Martin gehen zu können, ihn wiederzusehen. Ich konnte dich sehr gut verstehen. Auch wollte ich dich nicht daran hindern, dir das Leben zu nehmen. Für mich entstand ein grosser Konflikt. Respektiere ich dich und die Fähigkeit, über dein Leben autonom zu entscheiden, dann darf ich dich auf diesem Weg nicht blockieren, wohlwissend, dass

suizidale Phasen im Leben auch vorübergehend sein können. Ich wollte dich nicht überreden, es nicht zu tun. Trotzdem trage ich eine therapeutische Verantwortung, die es mir verbietet, dich in lebensbedrohlichen Situationen deinem Schicksal zu überlassen. Ich hatte nur noch zwei Möglichkeiten:

– Ich überweise dich an einen Psychiater und delegiere die Verantwortung.
– Ich gehe mit dir einen Vertrag ein, in dem du mir versprichst, bevor du dich umbringst, mit mir noch einmal darüber zu reden.

Rita:
Mit Händen und Füssen wehrte ich mich gegen die Überweisung an einen Psychiater. In meinen Phantasien sah ich mich in einer Klinik mit Medikamenten verladen, nach dem Motto: Einer flog über das Kuckucksnest. Ich wählte den zweiten Weg, obwohl mir dieser Handel überhaupt nicht passte. Er schränkte mich ein, war aber das kleinere Übel.

Peter:
Mit diesem Vertrag fühlte ich mich sicher. Ich war überzeugt, dass du mich auf jeden Fall kontaktieren würdest, zu jeder Tages- und Nachtzeit.

Eigentlich hat das Schicksal Rita übel mitgespielt: Sie ist 31-jährig, hat ihren Mann verloren und wird wohl für lange Zeit ihren Wunsch nach einer eigenen Familie begraben müssen. In diesem Alter und mit dieser Hypothek nochmals von vorne zu beginnen, ist wahrlich ein hartes Stück Arbeit und keinesfalls von heute auf morgen realisierbar.

Rita:
Damit hattest du den Nagel auf den Kopf getroffen. Ich weinte - das erste Mal in deiner Praxis. Zudem wollte die Versicherung noch klärende Angaben über den Unfallhergang erhalten, was mich völlig verunsicherte und in Panik versetzte. Hätte ich den Unfall verhindern können? War ich schuld daran? Hatte ich die Rettung zu spät eingeleitet? Was habe ich falsch gemacht, dass mich Gott mit dem Tod meines Mannes bestraft? Womit habe ich das verdient? Haben wir beide etwas falsch gemacht, dass wir getrennt worden sind? Was hätte ich anders machen müssen bei Martins Situation im Wasser? Wie hätte ich reagieren müssen?

Peter:
Schuld und Schuldgefühle sind häufig vorkommende Elemente in der Trauer. Sie erhöhen das Unwohlsein in unglaublichem Ausmass. Alle Fragen, die sich Rita gestellt hat, lassen in objektiver Hinsicht nicht den Hauch einer Schuld erkennen. Und trotzdem fühlt sie sich schuldig. Ich kann dies nachvollziehen. Alle um sie herum versuchten immer wieder, sie von ihren Schuldgefühlen zu befreien - ein objektiv verständlicher Vorgang. Nur, das Problem liegt anderswo: Wer Gefühle der Schuld in sich trägt, der spricht sich schuldig. Ob er es ist oder nicht, das spielt zu diesem Zeitpunkt überhaupt keine Rolle. In subjektiver Hinsicht fühlte sich Rita zu Recht schuldig, weil sie sich eines schuldhaften Verhaltens bezichtigte. Ich habe demzufolge ihre Schuld, ihre Schuldanteile oder -gefühle ernst zu nehmen. Ich darf sie nicht entlasten wollen - ich muss sie vielmehr belasten.

Rita:
Ich hatte das Gefühl, Martin im Stich gelassen zu haben. Ich hatte an diesem Strand gleich zu Beginn unseres Besuchs schon ein komisches Gefühl und es nicht ernst genommen. Ich redete mir ein, dass doch alles nicht schlimm sei und er als guter Schwimmer schon wieder an Land kommen werde. Ich hatte nicht alles und schon gar nicht das Beste für ihn gemacht. Ich hatte versagt. Diese Schuld machte mich kaputt und liess mir keinen Raum für die Trauer um Martin.

Peter:
Diese Not auszuhalten ist aufwendig und emotional belastend. Wer nichts zu sagen hat, der soll schweigen! Ich hatte darauf nichts zu sagen - also schwieg ich. Wie gerne hätte ich ihr das Gegenteil von dem aufgelistet, was sie als Schuld definiert hatte, hätte ihr klar gemacht, dass sie sich und ihre Situation überzeichnete und nie schuld sein konnte. Das aber hatten schon alle andern getan, und von ihnen fühlte sie sich nicht verstanden. Was aber ist der konkrete Inhalt dieser Schuld? Phantasien genügen mir nicht. Ich will es klarer, konkreter, direkter, realitätsbezogener wissen. Daraus entstand die Idee, dass wir gemeinsam in Form einer juristischen Auseinandersetzung im Sinne eines Rollenspiels eine Anklageschrift, ein Plädoyer der Verteidigung und einen Schuldspruch erarbeiten sollten.

Rita:
Diesen Vorschlag empfand ich als aussergewöhnlich. Du fragtest mich, ob ich in der Lage sei, in der Rolle einer Staatsanwältin eine Anklageschrift gegen mich zu

verfassen. Spontan und mit der festen Überzeugung, dass diese Aufgabe keine Probleme verursachen würde, machte ich mich wie folgt an die Arbeit:

Anklageschrift
in Sachen
Staatsanwaltschaft (Klägerin)
gegen
Frau Rita Siegrist-Müller (Angeklagte)

Antrag:

1. Als Staatsanwältin klage ich Frau Rita Siegrist-Müller im Sinne des StGB Art. 18, Abs. III der pflichtwidrigen Unvorsichtigkeit in bezug auf den Ertrinkungstod ihres Mannes Martin Siegrist in Kogelbay, Südafrika, an.

2. Ich beantrage im Rahmen des Gesetzes die Höchststrafe.

Begründung:

Die Anklage lässt sich im wesentlichen durch die nachfolgenden Punkte begründen:

1. Hinweis des Reiseführers
   Im verwendeten Reiseführer befindet sich die Anmerkung, dass besagter Badeabschnitt tückische Strömungen aufweise und sich Schwimmer nicht zu

weit hinauswagen sollten. Diese Gefahr wurde nicht beachtet. Aufgrund ihrer Bildung hätte die Angeklagte folgende Punkte beachten müssen:

- Um welche tückischen Strömungen handelt es sich?
- Weshalb sollten sich Schwimmer nicht weit hinauswagen?
- Wie kann gefahrlos gebadet werden?
- Wo genau befinden sich die Strömungen?
- Welche weiteren Gefahren birgt das Schwimmen an diesem Strand in sich?

Die fehlenden Abklärungen, trotz mehrmaligem Erkennen, dass die Angaben des Reiseführers im Verhältnis zur Realität bagatellisierend waren, haben dazu geführt, dass die Angeklagte ihrem Mann keine präzisen Angaben über den wirklichen Zustand der Strömungen gegeben hat.

2. Schild am Eingang
   Ein Schild am Eingang des "Kogelbay Pleasure Resort" war mit der Warnung "bathing dangerous" gekennzeichnet. Diese Warnung wurde schlicht ignoriert.

3. Wassertemperatur
   Die Temperatur des Wassers an besagtem Tag lag bei etwa 17 Grad Celsius. Bei solchen Temperaturen erfolgt die Ermüdung schon nach relativ kurzer Zeit. Starke Strömung, tiefe Wassertemperatur und langer zeitlicher Aufenthalt im Wasser führen unzweideutig zu einer Unterkühlung mit fatalen Fol-

gen wie Ermüdung, Krämpfe usw. Ausserdem hat die Angeschuldigte selbst kurze Zeit im Wasser verbracht und die Wassertemperatur am eigenen Leib erfahren. Sie hat auch in diesem Punkt die Gefahr ignoriert und lebenswichtige Zeit ungenutzt verstreichen lassen.

4. Nie alleine weit hinausschwimmen
   Elementarste Baderegeln wurden nicht eingehalten, im Gegenteil. Die Angeklagte hat ihren Ehemann mit einem lockeren Spruch unterschwellig zu einem Bad manipuliert. Zudem hat sie ihn alleine hinausschwimmen lassen und nicht dafür gesorgt, ihn schwimmend oder in einem Boot zu begleiten.

5. Hoher Wellengang
   An einer gewissen Stelle (vermutlich etwa 30 Meter vom Ufer entfernt) mussten die Wellen zwei bis drei Meter hoch gewesen sein. Der Ehemann ist zu diesem Zeitpunkt bereits 30 Minuten im kalten Wasser geschwommen. Es ist undenkbar, dass in diesem Moment genügend Kraftreserven bestehen, um in einem rauhen Meer überleben zu können. Die Tragweite des Ereignisses wurde völlig unterschätzt.

6. Faktor Zeit
   Zwischen der Wahrnehmung der möglichen lebensbedrohlichen Situation und dem Zeitpunkt des Handelns verstrich wichtige Zeit. Aufgrund der gebotenen Vorsicht hätte schon weit früher mit lebensrettenden Massnahmen eingegriffen werden müssen.

7. Rettungsmassnahmen
   Das ganze Rettungsprozedere gestaltete sich als äusserst langwierig und kompliziert. In ihrem beruflichen Alltag zeichnet sich die Angeklagte durch Durchsetzungsvermögen aus. Gerade in diesem Punkt jedoch zeigte sie ein Verhalten, das mit ihrer Durchsetzungskraft wenig zu tun hatte.

8. Weiteres
   Zudem wird festgehalten, dass die Angeklagte "bösgläubig" gehandelt hat. So hat sie sich beispielsweise durch zwiespältiges Denken ablenken lassen. Irrationale Gedanken wie "gottlob bin ich finanziell abgesichert" oder "er kommt dann schon wieder" haben sie offensichtlich bewusst nicht handeln lassen. Ausserdem kommt belastend hinzu, dass sie durch den Tod ihres Mannes massiv finanziell profitiert hat.

Der Tatbestand der pflichtwidrigen Unvorsichtigkeit ist in allen Punkten gegeben. Deshalb ist die Angeklagte im Sinne der Anklage für schuldig zu sprechen und mit dem dem Verschulden angemessenen Strafmass, in diesem Falle mit der Höchststrafe, zu bestrafen.

Peter:
Aus dieser Anklageschrift wird eine grosse Anklage gegen sich und ein mögliches Fehlverhalten sichtbar. Zu Beginn der Auseinandersetzung war für Rita klar, dass sie den Tod ihres Mannes hätte verhindern können und müssen. Sie fühlte sich der fahrlässigen Tötung

schuldig. Erst eine genauere Definition der Begriffe anhand des Strafgesetzbuches ermöglichte eine einigermassen gerechtfertigte Anklage.

In unzähligen Therapien höre ich immer wieder massivste Anklagen der Überlebenden gegen sich selber. Diese Anklagen sind enorm wichtig und müssen zugelassen werden. Sie bedürfen aber einer Konkretisierung, die der Realität am ehesten entspricht. Diese Auseinandersetzung führt dazu, dass sich die Betroffenen nochmals minutiös mit dem Ablauf befassen, ihn schriftlich detailliert erfassen und dabei ihre Puzzleteile der traumatischen Ereignisse vervollständigen.

Wie ist es dir denn nach dem Verfassen dieser Anklageschrift ergangen?

Rita:
Hundemies! Ich hatte nun Details auf Papier und konnte diese auch immer wieder durchlesen. Alles, was ich hier aufgeschrieben hatte, stimmte. Vorher war es nur in meinem Kopf notiert gewesen. Was ich hier vorgetragen habe, ist lediglich ein Teil der eigentlichen Anklage, die ich im wesentlichen noch genauer formulierte. Mit dem Geschriebenen auf Papier hatte ich es für immer festgehalten.

Peter:
Der Konkretisierung kann nicht mehr ausgewichen werden. Wichtig wird nun die Auseinandersetzung. Die diffusen Anklagen werden klarer, konkreter, deutlicher. Wir wissen jetzt, wovon wirklich gesprochen wird. Die Regel ist, dass dieser Prozess eine Verschlechterung

provoziert. Er darf auch nicht so stehenbleiben, sondern zwingt nun dazu, den nächsten Schritt, nämlich die Verteidigung, aufzubauen. In allen Selbstanklagen stekken gute Gründe der Entlastung - nur: sie werden eben mit diesen diffusen Anklagen übertönt.

Du bekundetest grosse Mühe mit dem Plädoyer der Verteidigung. Weshalb eigentlich?

Rita:
Ich suchte jemanden, der für Martins Tod verantwortlich gemacht werden konnte. Was lag näher als die Aggression gegen mich? Wer denn sonst? Mit dieser Anklage sprach alles gegen mich, also bin ich schuld. Mit der Verteidigung hast du mich gezwungen, auch die andere Seite anzuschauen. Dagegen wehrte ich mich, obwohl ich damals auf deinen Vorschlag eingetreten bin. Jetzt konnte ich nicht mehr zurück.

Ein Plädoyer der Verteidigung konnte ich jedoch erst aufbauen, als du mir rietest, mir vorzustellen, Martin wäre an meiner Stelle angeklagt und müsste sich verteidigen. Ich hätte also ein Plädoyer für Martins Unschuld an meinem Ertrinkungstod aufzubauen. Damit hatte ich keine Mühe. Ich setzte mich hin und schrieb meine Verteidigung.

Verteidigung
in Sachen
Staatsanwaltschaft (Klägerin)
gegen
Frau Rita Siegrist-Müller (Angeklagte),
angeklagt der pflichtwidrigen Unvorsichtigkeit in bezug auf den Ertrinkungstod ihres Mannes Martin Siegrist in Kogelbay, Südafrika

1. Die Verteidigung beantragt Freispruch in allen Punkten.

2. Sollte sich die Anklage der pflichtwidrigen Unvorsichtigkeit nicht entkräften lassen, dass in keinem Moment eine Absicht bestand oder gar der Tod des Partners in Kauf genommen worden wäre, so beantragen wir eine Strafe im Sinne einer Busse von allerhöchstens Fr. 10'000.--.

Begründung:

Der Antrag der Verteidigung lässt sich im wesentlichen wie folgt begründen:

1. Hinweis des Reiseführers
Im verwendeten Reiseführer war die Rede von einigen tückischen Strömungen und dass sich Schwimmer nicht zu weit hinauswagen sollten. Wohl existiert ein Hinweis auf eine mögliche Gefahr. Sie ist jedoch in keiner Weise quantifiziert, sondern lediglich umschrieben. Es gibt keinerlei Anhaltspunkte, was genau für Verhältnisse vorliegen. Die

Informationen erwecken nicht den Anschein, dass es sich um einen gefährlichen Strandabschnitt handeln könnte, schon gar nicht, dass hier lebensbedrohliche Zonen vorliegen. Zudem hat die Angeklagte ihrem Ehemann die Anmerkung über diesen Strand vorgelesen. Da auch Herr Siegrist über eine ausgesprochen gute Schulbildung verfügte, ist davon auszugehen, dass auch ihm eine subjektive Vorsicht zugemutet werden konnte. Es musste ihm möglich gewesen sein, diese Informationen richtig einzuschätzen.

2. Schild am Eingang
   Ein Schild am Eingang des Badestrandes hält die Warnung "bathing dangerous" fest. Dieses Schild bestand aus einem weissen Karton, auf welchem mit Filzstift diese Mitteilung aufgemalt worden war. Sieht so eine offizielle Mitteilung aus? Ein offizielles Schild hätte mit Sicherheit einen andern Eindruck hinterlassen. Die Warnung wurde als generelle Aussage verstanden. Aufgrund dieser Tafel kam niemand auf die Idee, sich über die genauen Gefahren des Strandes bei den Torwächtern oder den andern Badegästen zu informieren. Zudem waren keine Gefahrenflaggen gesetzt.

3. Wassertemperatur
   Dass die Wassertemperatur im Atlantischen Ozean merklich kühler ist, wusste das Ehepaar aus den bisher gemachten Erfahrungen. Auch die Effekte, die das kalte Wasser auf den Körper haben kann, waren eigentlich beiden Partnern bekannt. Das pas-

sive Wissen zumindest war vorhanden. Herr Siegrist muss sich seiner schwierigen Lage im Wasser ziemlich schnell bewusst geworden sein. Auch konnte er die mahnenden Worte seiner Frau nicht vergessen haben. Möglicherweise aus Rücksicht auf sie hat er ihr nicht zugewinkt, um auf seine missliche Lage aufmerksam zu machen. Vielleicht liess er sich vom Gedanken leiten, diese schwierige Situation wie viele andere in seinem Leben selbständig meistern zu können. Er fühlte sich im Element Wasser recht wohl. Frau Siegrist beobachtete ihn ununterbrochen. Sie hatte Angst, ihn aus den Augen zu lassen, und registrierte wohl, dass Zeit verging, viel Zeit. Sie hatte jedoch das völlige Vertrauen zu ihrem Mann. Dass eine mögliche Unterkühlung seine Leistungsfähigkeit beeinträchtigen könnte, ist ihr nicht in den Sinn gekommen. Dafür kann ihr auch kein Vorwurf gemacht werden.

4. Nie alleine weit hinausschwimmen
   Die Aussage "weit hinaus" ist sehr relativ. Was genau besagt diese Feststellung, wenn man sie in Metern messen müsste? Spricht man hier von einigen Metern oder von 50 oder 100 Metern? Gemäss den Aussagen der Rettungsmannschaft wurde Herr Siegrist etwa 30 Meter vom Ufer entfernt geborgen. Ist das weit draussen?
   Obwohl die Mitteilung als solche für beide Partner klar war, fanden sie es nicht ungewöhnlich, getrennt zu schwimmen. Herr Siegrist war ein ausgezeichneter Schwimmer mit absolviertem Rettungsschwimmerbrevet. Es kam vor, dass er ohne seine

Frau, die nur eine mässige Schwimmerin ist, längere Distanzen zurücklegte. Im Schwimmbad zuhause schwamm er dann jeweils seine Längen, währenddem ihn seine Frau vom Wasserrand aus beobachtete. Also eine ähnliche Situation wie an besagtem Badestrand. Die Anklage führte aus, dass die Frau zwar beobachtete, wie sich ihr Ehemann vom Strand entfernte, jedoch nichts unternahm. Allerdings war es für Frau Siegrist auch schwierig zu beurteilen, wie weit genau sich ihr Mann schon vom Strand entfernt hatte. Sie hat eine ausgesprochen schlecht ausgeprägte Fähigkeit, Distanzen zu schätzen. So konnte sie nicht wissen, ob die Distanz, die jetzt zwischen dem Strand und ihrem Mann lag, für ihn lebensbedrohlich war oder nicht.

5. Hoher Wellengang
   Herr Siegrist hatte offensichtlich die Gefahr der Wellen erfasst und sich aus diesem Grund Richtung Strand gedreht. Sie schaute dem Geschehen tatenlos zu. Dies geschah nicht aus böswilliger Absicht, sondern weil die Szene auf sie ganz anders wirkte. Sie sah ihren Ehemann auf den Wellen reiten, ähnlich wie im Alpamare. Zu diesem Zeitpunkt war es ihr nicht bewusst, dass es sich um drei Meter hohe Wellen handelte. Auch von der "Waschmaschinenwirkung" der Wellen wurde ihr erst später erzählt.

6. Faktor Zeit
   Zeit spielt beim Ertrinkungstod eine eminent wichtige Rolle, was von der Verteidigung in keiner Weise angezweifelt wird. Auch dass die Angeschuldig-

te erst nach dem hohen Wellengang reagierte und nochmals wertvolle Lebensminuten verstreichen liess, wird von der Verteidigung nicht bestritten. Die Zeit von etwa ein bis drei Minuten, während der die Angeschuldigte die nun glatte Meeresoberfläche beobachtete, war nicht eine unterlassene Hilfeleistung, sondern hatte einen ganz anderen Grund. Sie konnte einfach ihren Augen nicht trauen und nicht glauben, dass sie ihren Ehemann nirgends mehr entdecken konnte. Dass diese Wahrnehmung eine gewisse Zeit (eine bis zwei Minuten) beansprucht, ist nur normal.

7. Rettungsmassnahmen
   Nach dieser Zeit der Beobachtung konnte der Schwimmer nicht mehr entdeckt werden. Es wurde Alarm geschlagen. Das ganze Rettungsprozedere gestaltete sich als äusserst langwierig und kompliziert. Zu berücksichtigen ist, dass sich die Angeklagte zu diesem Zeitpunkt in einem Schockzustand befand. Sie befand sich in diesem Moment in einem Zustand der verminderten Zurechnungsfähigkeit. Trotzdem versuchte sie, die Polizistin zu bewegen, einen Helikopter anzufordern und die Ankunft des Rettungsbootes zu beschleunigen. Gleichzeitig musste sie aber auch erkennen, dass sie sich in einem fremden Land befand, in dem alles anders funktioniert als zu Hause. Sie stiess mit ihren Forderungen wie gegen eine Wand und konnte nichts bewegen.

8. Weiteres
   Wir bestreiten entschieden, dass die Angeklagte in irgend einer Weise den Unfalltod ihres Ehemannes absichtlich herbeigeführt oder Hilfeleistungen bewusst unterlassen hat. Wir bestreiten nicht, dass die Angeschuldigte durch den Tod ihres Ehemannes durch Versicherungsleistungen massiv finanziell profitiert hat. Eine schlechte Ehefrau gewesen zu sein und den Mann in seiner wohl schwierigsten Phase seines Lebens im Stich gelassen zu haben: mit diesem Gefühl leben zu müssen, ist an sich schon Strafe genug und braucht in diesem Verfahren nicht beurteilt zu werden.

Die Verteidigung beantragt in allen Punkten Freispruch.

Peter:
Mit dem Plädoyer der Verteidigung ist der zweite Schritt gemacht. Ich erlebe diesen Weg als für die Betroffenen immer mit viel Energie, Engagement und Aufwand verbunden. Oft entsteht ein verbissenes Sich-Einlassen auf Details. Gerade dieser Umstand ist es, der die traumatisierende Geschichte erhellt. Puzzleteile, die klar sind, werden aneinandergereiht. Unklare Teile bedürfen einer weiteren und intensiveren Abklärung. Wird das Ganze noch aufgeschrieben, so gehen die klaren Teile nicht mehr verloren. Man kann sich demzufolge gezielter den unklaren zuwenden. Die beiden Seiten Anklage - Verteidigung stehen sich nun gegenüber. Der dritte Schritt ist fällig - das Urteil. Wie ist es dir zu diesem Zeitpunkt ergangen?

Rita:
Ich erlebte zwiespältige Gefühle. Gedanken der Verteidigung hätte ich gut und gerne auch noch zusätzlich in die Anklage einbauen können, um mich noch mehr zu belasten. Diese Punkte kamen mir aber erst für die Verteidigung in den Sinn. Geholfen hat mir, dass du klar und unmissverständlich erklärt hast, dass dies nicht gehe, weil die Staatsanwältin wie auch die Verteidigerin nur *eine* Chance erhalten. Ich müsste dies im Sinne einer Replik oder Duplik nachholen, falls es dann noch nötig wäre. Wichtig sei, dass ich mich an die Spielregeln der prozessualen Entwicklung halte. Die Endlosschlaufe gegen mich, in der ich mich täglich bewegte, war durchbrochen. Dafür entstand etwas ganz Aussergewöhnliches: Um mir anhand der Anklageschrift und der Verteidigung ein objektives Urteil zu ermöglichen, wollte ich an den Ort des Geschehens, also nach Südafrika, zurück.

Peter:
Die Konfrontation vor Ort ist ein wichtiger Baustein in der Objektivierung des traumatischen Ereignisses. In vielen (zum Teil durch mich begleiteten) Konfrontationen erlebe ich, wie verzerrte Wahrnehmungen richtiggestellt werden. Das Durchleben der letzten Stunden oder Minuten am Ort des Geschehens lässt so etwas wie ein neues Kapitel der Geschichte schreiben. Die Einengung des Bewusstseins erfährt eine wichtige Erweiterung. Man bleibt nicht mehr auf dem fixiert, was gedanklich verhaftet blieb. Es entsteht eine wohltuende Erweiterung, indem bedeutend mehr Zusammenhänge sichtbar und erkennbar werden. Erst diese Objektivie-

rung ermöglicht es, ein faires Urteil über sich und sein Handeln zu fällen.

Rita:
Ich flog ein Jahr später erneut nach Südafrika und besuchte zusammen mit meiner Mutter und den Schwiegereltern den besagten Strand. Dort durchlebte ich noch einmal diese für mich so schlimmen Stunden.

Je näher ich Kapstadt kam, desto mehr Angst bekam ich. Es gab auch Momente, da wünschte ich mir, mich nie auf die Idee dieser Form der Auseinandersetzung eingelassen zu haben. Auf der andern Seite zog mich dieser Strand magisch an. Ich wollte hingehen. Wäre er nicht so weit weg gewesen, ich wäre mit Sicherheit schon früher hingegangen. Dort erlebte ich einige einschneidende Momente:

- Ich wurde auf eine Tafel aufmerksam gemacht, auf der das Schwimmen explizit in Form eines Piktogrammes als erlaubt dargestellt wird.
- Ich konnte dieses Schild mit jenem mit der Aufschrift "bathing dangerous" vergleichen und dabei auch die Unterschiedlichkeit der offiziellen Mitteilung erkennen. Zudem entsprachen die Grössenverhältnisse in keiner Form dem, was ich in meinem Gedächtnis gespeichert hatte.
- Die Gespräche mit den damals involvierten Helfern gaben mir das fahle Gefühl, von allen angelogen worden zu sein. Ich wurde mit fadenscheinigen Ausreden jeweils hingehalten und vertröstet. Ein Rettungsmann sagte mir, dass er schon nach seinem Eintreffen am Strand gesehen habe, dass Martin tot sei. Dies war etwa 15 Minuten nach der Benach-

richtigung. Auf die Frage, weshalb er mir nichts gesagt habe, gab er zur Antwort, dass er mir nicht meine Hoffnung nehmen wollte. Die Polizistin vertröstete mich damit, dass ich meine Kräfte für den Zeitpunkt sparen solle, wenn Martin an Land sei. Er werde mich dann ganz besonders brauchen. Dies alles im vollen Wissen darum, dass er bereits tot war.

- Am meisten schockierte mich, dass auf der Rettungsstation Fotos von einem Journalisten und nicht von einem Polizeifotografen gemacht wurden. Die Rettungseinheit hatte diesen Journalisten aufgeboten! Die Rettung finanziert sich über Spenden. Mit solchen PR-Methoden erhalten sie Spenden, von denen sie leben. Ich fühlte mich völlig betrogen. Als Ehefrau des Verstorbenen wurde ich ausgeschlossen, währenddem ein Pressefotograf ungehinderten Zugang erhielt. Selbst unsere Namen und der Wohnort wurden gemeldet.
- Ganz wichtig war aber die Auseinandersetzung mit Martin und meinen Gefühlen zu ihm. Ich schrieb ihm einen langen Brief, in dem ich das sagte, was ich ihm noch sagen wollte. Ich schrieb ihm unter anderem, dass es mir unsagbar leid tat, dass ich die Situation, in der er sich befand, unterschätzt hatte. Ich entschuldigte mich für mein Fehlverhalten und bedankte mich dafür, was er mir in unserem kurzen gemeinsamen Leben alles zuliebe getan hatte. Daraufhin habe ich diesen Brief, zusammen mit dem getrockneten Hochzeitsstrauss, den ich von zu Hause mitgenommen hatte, dort ins Wasser gegeben, wo Martin vermutlich gestorben war.

Peter:
Rita hat über ihren Aufenthalt detailliert Buch geführt. Diese Notizen und die neuen Erlebnisse bildeten die Grundlage für das immer noch ausstehende Urteil. Der Aufenthalt relativierte viele Bilder zum Teil massiv. Mutter und Schwiegermutter bildeten sich ebenfalls ein Urteil über die Szene vor Ort und konnten Rita mit ihren Aussagen sehr entlasten. Einige Wochen später lag das Urteil auf dem Tisch.

Urteil
in Sachen
Staatsanwaltschaft (Anklägerin)
gegen
Frau Rita Siegrist-Müller (Angeklagte)
betreffend StGB Art. 18, Abs. III, pflichtwidrige Unvorsichtigkeit

1. Die Angeklagte wird in den Punkten 1 (Hinweis des Reiseführers), 2 (Schild am Eingang), 3 (Wassertemperatur), 5 (Hoher Wellengang), 7 (Rettungsmassnahmen) und 8 (Weiteres) freigesprochen.

2. In Punkt 4 (Nie alleine weit hinausschwimmen) wird die Angeschuldigte bezüglich ihres lockeren Spruches ihrem Manne gegenüber (unterschwellige Aufforderung zum Baden) nicht freigesprochen.

3. Die Angeschuldigte wird im Sinne der Anklage in Punkt 6 (Faktor Zeit) für schuldig gesprochen. Es wird festgestellt, dass die Zeit zwischen dem ersten Eintauchen bis zum Verschwinden etwa 30 bis 40

Minuten betrug. Frau Siegrist hatte schon sehr bald das Gefühl, dass etwas nicht in Ordnung sei. Sie hat ihre Gefühle jedoch unterdrückt und ignoriert, anstatt zu reagieren. Mit einer rascheren Reaktion hätte sie diesen Unfall unter guten Umständen verhindern können.

Die Richterin kommt zum Schluss, dass Frau Siegrist in bezug auf das Strafmass ihren Anteil eigentlich schon erhalten hat, da sie jetzt ohne ihren Ehemann durchs Leben gehen muss. Im Sinne der verurteilten Punkte wird folgender Schuldspruch gefällt:

1. Frau Siegrist soll aus ihrem Leben zu Ehren ihres verstorbenen Ehemannes das Beste machen.

2. Sie soll ihr Leben so gestalten, dass es nach der Meinung von Herrn Siegrist als sinnvoll bezeichnet werden kann.

3. Die Dauer des Schuldspruches beginnt mit dem heutigen Tag und endet mit dem Ableben von Frau Siegrist.

Peter:
In der Störung liegt die Ressource. Ich möchte anhand dieser lapidar klingenden Aussage deutlich machen, dass in jedem Menschen eine Unmenge von Fähigkeiten schlummern, die zu aktivieren unsere Aufgabe ist. Wir dürfen niemanden auf unser Denkmuster reduzieren, wir dürfen niemanden entmündigen. Wir haben vielmehr die Kräfte der Betroffenen zu stützen und zu

unterstützen. Wer sich gestützt und getragen fühlt, ist in der Lage, seinen eigenen Weg des Lebens zu gehen - mit allen Einschränkungen, mit aller Trauer, mit all dem schrecklichen Erlebten. Niemand hat *für* andere und schon gar nicht *über* andere zu urteilen. Ich bin heute der felsenfesten Überzeugung, dass es unkonventionelle Wege der Auseinandersetzung gibt, die unendliches Leiden in erträgliches Leiden verwandeln lassen. Der Weg dahin ist dornig und mit viel Engagement verbunden. Ich freue mich für Rita über dieses Urteil und bin überzeugt, dass es auch in Zukunft halten wird.

Rita:
Lieber Peter, ich danke dir für deine Geduld, deine Ausdauer und auch für deinen Widerstand, den ich ab und zu brauchte. Mit deiner Hilfe habe ich gelernt, über Martins Tod und die damit verbundenen Umstände zu reden. Mit deiner Unterstützung habe ich auf meinen Lebensweg zurückgefunden und kann heute sagen: Es geht mir gut! Ich werde Martin immer vermissen, er fehlt einfach. Ich aber kann jetzt meinen Weg weitergehen. Lieber Peter, herzlichen Dank für alles, was du für mich getan hast!

Symptome der akuten Stressreaktion bei Angehörigen und Rettern

Ruedi Osterwalder

In meinen Ausführungen geht es um die akute Stressreaktion bei Angehörigen, welche einen Verlust hinnehmen mussten, welcher über das übliche Mass menschlicher Erfahrungen von Abschied hinausgeht. Ich beziehe mich nicht auf die Trauer bei einem Todesfall, welcher durch eine Krankheit eingetreten ist und zu erwarten war, sondern auf Verlusterlebnisse, welche individuell das Ausmass einer innerpsychischen Katastrophe annehmen. Es geht also um überwältigende, traumatische Ereignisse. Akute Stressreaktionen gibt es nicht nicht nur bei den Betroffenen, sondern auch bei Helfern und Rettern, welche mit schrecklichen Situationen konfrontiert werden. Was aber ist unter einem "überwältigenden Ereignis" zu verstehen?

Aaron Antonovski hat drei Dimensionen beschrieben, die für das Wohlbefinden des Menschen wichtig sind:

1. Einsicht, Verständnis, für das, was geschieht
2. Beeinflussbarkeit des Geschehens
3. Sinnhaftigkeit im Erleben dessen, was geschieht.

Bei einem überwältigenden, traumatisierenden Ereignis sind alle drei Dimensionen massiv gestört. Verständnislos und ohnmächtig ist man dem Geschehen ausgeliefert, von Beeinflussbarkeit kann keine Rede sein; von Sinnhaftigkeit zu sprechen tönt im akuten katastrophalen Geschehen geradezu zynisch.

Beispiele von überwältigenden, traumatisierenden Erlebnissen

Als ich zum ersten Mal mit dem Titel meines Beitrags konfrontiert war, schoss mir ein Bild, welches mich seit vielen Jahren begleitet, wie ein Blitz durch den Kopf. Es handelt sich um eine Geschichte, die ich als junger Arzt in der neurochirurgischen Klinik St. Gallen erlebte. Ich hatte Notfalldienst und erhielt den Anruf einer Familie und deren Hausarzt, es sei ein Kind schwer am Schädel verletzt und würde in wenigen Minuten in die Notfallstation eingewiesen. Kurze Zeit danach traf eine jüngere Frau mit einem dreijährigen blonden Mädchen auf den Armen im Spital ein. Es handelte sich um die Mutter des Mädchens, welches in sterbendem Zustand ins Spital gebracht wurde. Mit Mühe konnte die Vorgeschichte erhoben werden: Die Mutter hatte das kleine Mädchen zur Strafe ins WC eingesperrt. Die Kleine kletterte zum Fenster hinauf und fiel in der Folge aus dem Fenster, vier Stockwerke tief hinunter Kopf voran auf einen Betonplatz. Die ersten klinischen Untersuchungen ergaben, dass das Kind am Sterben war. Der Schädel war total zertrümmert, das Gehirn massiv zerstört. Lebensrettende Massnahmen einzuleiten wäre sinnlos gewesen. Inzwischen traf der Chefarzt der neurochirurgischen Klinik auf der Notfallstation ein, erklärte der Mutter den schweren Zustand des Kindes, führte sie in ein Nebenzimmer und sagte ihr, sie solle bei ihrem Kind bleiben, es werde sterben. Wenige Minuten später trat der Tod des kleinen Mädchens ein. Die Mutter geriet daraufhin in einen akuten Erregungszustand, warf sich zu Boden, schrie, wollte es nicht wahrhaben, was geschehen war. Es schien, dass sie die Umgebung gar nicht mehr wahrnahm; sie rief ununterbrochen nach ihrem Mädchen, weinte bitterlich. Als sie sich nach einer Viertelstunde etwas gefasst hatte, überschüttete sie sich selbst mit Vorwürfen, sie sei an allem schuld, man sperre doch ein dreijähriges Mädchen nicht ins WC, ihr Leben sei völlig zerstört.

Dass mir diese Geschichte bei der Vorbereitung meines Beitrages als erstes einfiel, hat sicher damit zu tun, dass für mich als junger Arzt dieses Erlebnis auch über das übliche Mass der Belastung hinausging; in gewissem Masse war ich in der Rolle des Helfers selbst traumatisiert worden. Nicht nur die Mutter erlebte eine akute Belastungsreaktion, ich selber hatte offensichtlich auch grösste Mühe mit dem Geschehen.

Im Laufe meiner psychiatrischen Tätigkeit hatte ich viele Situationen zu begleiten, die infolge akuter Stress- und Belastungsreaktionen von Angehörigen und Rettern entstanden waren. Eine sehr schwierige Situation entstand bei Angehörigen, deren Vater, ein 50jähriger Mann, vermisst wurde, und wo man annehmen musste, dass er sich das Leben genommen hatte. Der Mann war in einer angespannten beruflichen Situation, fühlte sich ausgebrannt und erschöpft, wollte am Montagmorgen aber wieder ins Geschäft, um seine Pflichten zu erfüllen. Als die Meldung bei den Angehörigen eintraf, er sei im Geschäft nicht erschienen, ahnten diese bereits, es könnte etwas Schlimmes geschehen sein, hofften aber, der Mann habe in einer Panikreaktion das Weite gesucht und werde sich später wieder melden. Während einer ganzen Woche bangte die Familie um den Mann. Die Vermutung, er könnte sich das Leben genommen haben, wurde immer stärker. Eine Woche nach dem Verschwinden wurde der Mann in einem Wald erhängt aufgefunden.

Ich schildere diese Situation deshalb, weil sie ein ganz spezielles Verlusterlebnis darstellt. Es geht um das, was man "zwiespältigen Verlust" nennt. Angehörige und auch Helfer sind in einer Situation, in der sie nicht wissen, ob das Kind, der Mann oder die Frau wirklich gestorben oder eventuell doch noch am Leben sind. Solche zwiespältigen Verlusterlebnisse sind äusserst belastend. Die Menschen sind hin- und hergerissen zwischen Trauer und Hoffnung. Die Zeit, bis Gewissheit besteht, dass der oder die Angehörige gestorben ist, wird als unerträglich erlebt. Es entstehen Schlafstörungen, psychosomatische Probleme sind häufig, oft wird geweint, dann wieder gehofft. Es entsteht eine grosse Aktivität, um alle Hilfsorganisationen einzuschalten; es besteht dauernder Kontakt zur Polizei. Oft sind die Helfer dem Vorwurf ausgesetzt, sie unternähmen zu wenig. Es entsteht ein Klima zwischen Verzweiflung und Aggressivität.

Akute Stressreaktionen entstehen auch dann, wenn Angehörige Opfer von kriminellen Handlungen werden oder als Geisel irgendwo an einem unbekannten Ort gefangen gehalten werden. Das Leiden der Angehörigen ist oft ebenso intensiv und qualvoll wie das der Opfer oder der Geiseln selber.

Besonders quälend sind Stressoren, welche die Angehörigen nach Selbsttötungen belasten. Ich denke an Jugendliche, die ich zu betreuen hatte, die ihre Mutter oder ihren Vater erschossen oder erhängt aufgefunden hatten. Ich denke auch an eine junge Frau, die zusammen mit ihrem Partner in einem Zimmer war; die beiden standen in einer schwierigen partnerschaftlichen Beziehung. Die Auseinandersetzung endete damit, dass der Mann sich in den Kopf schoss. Zuvor war es für die Frau ungewiss, ob er sie nicht zuerst umbringe. Nachdem sie aus dem ersten psychischen Schock erwachte, blieb ihr dauernd das Bild der Blutspritzer an der Wand vor Augen. In der Folge geriet sie in eine Art Trancezustand mit dissoziativen Symptomen und erholte sich erst nach längerer Therapie vom schrecklichen Geschehen.

Besonders schlimm sind Situationen, bei denen Angehörige mit ansehen müssen, wie ihre Kinder, Partner oder Eltern von kriminellen Menschen gequält oder getötet werden, ohne dass sie eingreifen können. Zum Schrecken des Unglücks oder des Verlustes kommt noch das lähmende Gefühl absoluter Hilflosigkeit sowie die Angst, ob man nicht selbst demnächst getötet wird.

Der plötzliche Verlust von Angehörigen geschieht nicht im luftleeren Raum, sondern ist immer eingebettet in eine geschichtliche Dimension der betreffenden Familie. Wenn ein Familienmitglied unter aussergewöhnlichen Umständen stirbt, kann es eine Rolle spielen, wie die aktuelle Situation in der betroffenen Familie war. Verschlimmert wird die Situation dann, wenn akute Konflikte bestanden oder wenn Gründe vorliegen, dass die Angehörigen Schuldgefühle haben müssen, oder wenn sie eine Sorgfalts- oder Aufsichtspflicht nicht erfüllt haben. Bei konflikthaften Situationen besteht verstärkt die Gefahr einer übermässigen Reaktion auf aussergewöhnliche Todesfälle.

Wie bereits erwähnt, können ähnliche Symptome auch bei Helfern auftreten. Ich erinnere mich an eine Krankenschwester, die auf einer Notfallstation plötzlich sechs schwerverletzten und sterbenden Menschen gegenüberstand und in dieser Situation völlig überfordert war. Im ersten Schock setzte sie sich in eine Ecke und weinte laut, daraufhin wischte sie mit einem Besen sinnlos in der Blutlache herum. Dann ging sie nach Hause und konnte ihren Beruf über Jahre nicht mehr ausüben.

Allgemeine Formen akuter Belastungsreaktionen

Nach diesen Beispielen möchte ich im folgenden in allgemeiner Form darstellen, wie sich akute Belastungsreaktionen zeigen können:

1. Der initiale Schreck

Das auslösende Verlustereignis bricht plötzlich und überraschend herein. Im ersten Moment können Angehörige und Retter wie gelähmt oder erstarrt sein, ihre

Wahrnehmungs- und Denkfähigkeit wird eingeschränkt, und das Erleben von Gefühlen kann kurzfristig aussetzen. Die Menschen erleben oft so etwas wie eine Betäubung oder eine Trance, das Bewusstsein ist eingeengt. Manchmal sind gezielte Handlungen noch möglich; so können eventuell Telefonate gemacht oder Hilfe angefordert werden.

2. Hilflosigkeit und Angst

Nach dem ersten Schrecken entsteht oft ein Gefühl der Angst und der Hilflosigkeit. Vor allem die Angst kann zu einer Einschränkung der Aufmerksamkeit führen, Desorientiertheit kann eintreten. Oft werden die Menschen unruhig, überaktiv, führen viele unkoordinierte, planlose Handlungen aus. Die Menschen können von Angst überflutet werden, was zu psychosomatischen Störungen wie Schwitzen, Zittern, Herzrasen, Stuhl- und Urinabgang führen kann. Viele Symptome der akuten Belastungsreaktion kann man als "fight-" oder "flight-Reaktion" (Kampf- oder Angriffsreaktion) beschreiben, das heisst, die Menschen möchten aus dem unangenehmen Zustand flüchten oder sie werden unkontrolliert aggressiv, was zu selbstgefährdenden Handlungen führen kann. Wenn die Menschen in ihrer Hilflosigkeit erkennen müssen, dass weder Flucht noch Angriff möglich ist, können sie in eine Art Starre verfallen.

3. Die Unfassbarkeit

Das Ungeheure des Geschehens, das jedes Vorstellungsvermögen übersteigt, macht es schwierig, den Verlust rational zu erfassen und zu begreifen. Das Geschehen wird einerseits als unfassbar erlebt, andererseits entsteht der Wunsch nach Erklärungen. Da der Mensch das Gefühl der Unfassbarkeit sehr schlecht erträgt, werden voreilig Erklärungen gesucht, Schuldige definiert. Das Schuldgefühl kann die eigene Person betreffen, es können aber auch Schuldige ausserhalb bezeichnet werden. Je nach Umständen ist es manchmal offensichtlich, wer am schrecklichen Verlust wirklich schuldig ist; oft wird aber die Schuld auf irgend eine Organisation, den Staat oder die Polizei geschoben, welche am tatsächlichen Geschehen unschuldig sind. Die Schuldgefühle können so weit gehen, dass die Angehörigen es als schuldhaft erleben, dass sie selber noch am Leben sind; sie fragen sich, warum sie davongekommen sind, andere hätten die Schonung doch eher verdient. Solche Schuldgefühle sind besonders häufig bei Menschen, die selbst nur knapp dem Tod entronnen sind. Dieses Entrinnen macht ihnen ihre eigene Verletzlichkeit und Endlichkeit deutlich.

Therapeutische Überlegungen

Wenn Menschen den Verlust eines Angehörigen erleiden müssen, welcher in der Art des Geschehens über das übliche Mass der Erfahrung menschlichen Lebens hinausgeht, ist es weder eine Schande noch erstaunlich, wenn Reaktionen eintreten, die kurzzeitig als Störung der seelischen Gesundheit erscheinen. In dieser Situation ist es jedoch verfehlt, den Menschen als krank zu erklären. Das, was eigentlich krank ist, ist das Geschehen selbst, also die Ursache, und nicht das Verhalten der Angehörigen oder der Retter. Ich möchte deshalb Angehörige und Helfer, die solche schrecklichen Verluste hinnehmen mussten oder in der Helferrolle damit konfrontiert wurden, ermuntern, Hilfe zu suchen: Hilfe für das Überstehen der schwierigen seelischen Situation, nicht Hilfe wegen einer drohenden Geisteskrankheit. In meiner Praxis hat sich gezeigt, dass bei Menschen, die vom Schicksal so schwer getroffen wurden, die Methode des Debriefings genauso gut wirken kann und angezeigt ist wie bei überlebenden Opfern oder traumatisierten Helfern. Bei dieser professionellen Hilfe ist es wichtig, dass die Therapeuten die Betroffenen nicht als Patienten behandeln, sondern ihnen mit der klaren Haltung begegnen, dass sie von einem Schicksalsschlag getroffen wurden, der die meisten Menschen überfordert hätte, und dass es eben nicht darum gehe, eine "Krankheit" zu heilen, sondern in geeigneter Weise das Schreckliche zu verarbeiten. Eine solche seelische erste Hilfe ist eine Forderung der Mitmenschlichkeit; sie dient aber auch dazu, langwierige Folgeschäden der seelischen Gesundheit möglichst zu vermeiden.

Das längerfristige Ziel besteht darin, dass Betroffene und Helfer die erwähnten drei Dimensionen im Leben wieder finden:

- Verstehen, was um sie herum geschieht.
- Die Kraft spüren, auf das Geschehene wieder Einfluss zu nehmen.

- Trotz der Widerwärtigkeiten des Lebens den Blick für das Ganze nicht verlieren, und, um C.G. Jung zu zitieren, die ängstliche Hoffnung hegen, dass das Leben doch einen Sinn hat.

Definition der akuten Belastungsreaktion nach internationaler Klassifikation psychischer Störungen - ICD-10

Eine vorübergehende Störung von beträchtlichem Schweregrad, die sich bei einem psychisch nicht manifest gestörten Menschen als Reaktion auf eine aussergewöhnliche körperliche und/oder seelische Belastung entwickelt und im allgemeinen innerhalb von Stunden oder Tagen abklingt. Das auslösende Ereignis kann ein überwältigendes traumatisches Erlebnis mit einer ernsthaften Bedrohung für die Sicherheit oder körperliche Unversehrtheit des Betroffenen oder einer geliebten Person (Personen) sein (z.B. Naturkatastrophe, Unfall, Kriegskampf, Verbrechen, Vergewaltigung) oder eine ungewöhnlich plötzliche und bedrohliche Veränderung der sozialen Stellung und/oder des Beziehungsnetzes des Individuums, wie etwa Verlust durch mehrere Todesfälle, ein Hausbrand oder ähnliches. Das Risiko, diese Störung zu entwickeln, ist bei gleichzeitiger körperlicher Erschöpfung, oder wenn organische Beeinträchtigungen z.B. bei Älteren vorliegen, erhöht. Die individuelle Vulnerabilität und die zur Verfügung stehenden Bewältigungsmechanismen (Coping-Strategien) spielen beim Auftreten und beim Schweregrad der akuten Belastungsreaktion eine Rolle. Dies wird daran deutlich, dass nicht alle Personen, die eine aussergewöhnliche Belastung erleben, auch eine Störung entwickeln. Die Symptome sind sehr verschieden, doch typischerweise beginnen sie mit einer Art von "Betäubung", einer gewissen Bewußtseinseinengung und eingeschränkter Aufmerksamkeit, einer Unfähigkeit, Reize zu verarbeiten, und Desorientiertheit. Diesem Zustand kann ein weiteres Sichzurückziehen aus der Umweltsituation folgen (bis hin zu dissoziativem Stupor) oder aber ein Unruhezustand und Überaktivität wie Fluchtreaktion oder Fugue. Meist treten vegetative Zeichen panischer Angst wie Tachykardie, Schwitzen und Erröten auf. Die Symptome erscheinen im allgemeinen innerhalb von Minuten nach dem belastenden Ereignis und gehen innerhalb von zwei oder drei Tagen, oft innerhalb von Stunden, zurück. Es kann eine teilweise oder vollständige Amnesie für diese Episode vorliegen.

Diagnostische Leitlinien:

Es muss ein unmittelbarer und klarer zeitlicher Zusammenhang zwischen einer ungewöhnlichen Belastungssituation und dem Beginn der Symptome vorliegen; der zeitliche Abstand beträgt im allgemeinen nicht mehr als wenige Minuten, wenn die Symptome nicht sofort einsetzen. Zusätzlich zeigt sich

1. ein gemischtes und gewöhnlich wechselndes Bild; nach dem anfänglichen Zustand von "Betäubung" werden Depression, Angst, Ärger, Verzweiflung, Überaktivität und Rückzug beobachtet. Kein Symptom ist längere Zeit vorherrschend;

2. eine rasche Remission, längstens innerhalb von wenigen Stunden, wenn eine Entfernung aus der belastenden Umgebung möglich ist. In den Fällen, in denen die Belastung weiter besteht oder in denen sie naturgemäss nicht reversibel ist, beginnen die Symptome in der Regel nach 24 bis 48 Stunden abzuklingen und sind gewöhnlich nach drei Tagen nur noch minimal vorhanden.

SIDS-Elternpikett

Käthy Gyger-Stauber

Der Plötzliche Kindstod (SIDS - Sudden Infant Death Syndrome) schlägt wie ein Blitz aus heiterem Himmel in eine aufstrebende, sich stabilisierende oder entwikkelnde Familienphase junger Menschen. Es ist eines der unfassbarsten Ereignisse, die Eltern und Familien treffen können.

Die Vereinigung SIDS-Schweiz, welcher betroffene Eltern von Kindern, die am Plötzlichen Kindstod gestorben sind, angehören, hat seit Jahren in verschiedenen Regionen der Schweiz Selbsthilfegruppen für betroffene Eltern aufgebaut.

Im Kontakt und Gespräch miteinander haben betroffene Eltern festgestellt, dass der Umgang mit ihnen, unmittelbar nachdem sie ihr Kind verloren hatten, sehr unterschiedlich war. Dies war schliesslich der Grund, weshalb sie sich um eine Ausbildung zur Begleitung frisch betroffener Eltern bemühten.

Interessierte Eltern wurden auf ihren Wunsch hin von Peter Fässler-Weibel ausgebildet und auf entsprechende Einsätze intensiv vorbereitet. In Zusammenarbeit mit der Staatsanwaltschaft des Kantons Zürich sind sämtliche Polizeistationen, Bezirksanwaltschaften, Bezirksärzte und Rettungsdienste im Kanton Zürich über die Existenz des Piketts informiert worden.

Wenn ein Kind am Plötzlichen Kindstod stirbt, werden wir in der Stiftung darüber informiert und rükken sofort mit einem Pikett-Mitglied aus. Das Ziel unserer Begleitung ist, diesen Menschen in ihrer unermesslichen Not nahe zu sein und sie ihren Bedürfnissen entsprechend zu stützen und zu unterstützen und sie so auf einem Stück ihres Weges zu begleiten. Wir haben das Geschehen in sieben Phasen aufgeteilt.

1. Erste Wahrnehmung

1.1 Schock durch die erste Wahrnehmung

Um einigermassen nachvollziehen zu können, was bei betroffenen Eltern ablaufen kann, ist es notwendig, aufzuzeigen, wie überraschend und unvorhergesehen der Plötzliche Kindstod zuschlägt:

Eltern legen ihr Kind ins Bett und schauen im Verlaufe der Zeit nach, weshalb es sich nicht wie üblich bemerkbar macht. Sie nehmen das Kind aus dem Bett und bemerken, dass etwas nicht stimmt. Dies ist vermutlich die häufigste Ausgangslage. Oder das Kind stirbt für alle unerwartet, während es von Grosseltern, einem Babysitter oder älteren Geschwistern gehütet wird. Oder es stirbt während einem Spaziergang, im Autositz, im Stubenwagen oder in der Tragtasche.

Niemand hört oder merkt etwas, bis sich ein beunruhigendes Gefühl bemerkbar macht. Es sind unzählige Geschichten, jede anders, jede tragisch, jede einmalig, keine mit anderen vergleichbar. Das Gemeinsame an den Geschichten ist, dass ein Kind gestorben ist, welches kaum zu leben begonnen hat.

1.2 Verdrängung der Wirklichkeit

Die erste Wahrnehmung schockiert und löst in der Regel unkontrollierte Gefühle aus. Naheliegend sind Abwehrmechanismen, mit welchen man versucht, das Geschehene aufzuheben, die Bedrohung des Todes abzuwehren. Alles wehrt sich in den Betroffenen, zuzulassen, was sie realisieren, sehen und spüren. Eltern schildern verschiedene Reaktionen. In der Regel dauert diese Phase nur kurze Zeit.

1.3 Erste Handlungsphase

Nach diesen ersten Wahrnehmungen reagieren die Eltern meist adäquat. Sie beginnen zu handeln. Erste Rettungsmassnahmen werden eingeleitet.

2. Alarmierung

Die Eltern oder jene Personen, welche das Kind leblos aufgefunden haben, alarmieren den Rettungsdienst oder die Polizei, oder sie fahren mit dem Kind kurzerhand zum Hausarzt oder ins Spital, wo man ihm die notwendige Hilfe zuteil werden lassen könnte. Dadurch wird neue Hoffnung geschöpft.

- Hilflosigkeit macht sich breit
- Hoffnung keimt immer wieder auf
- Nicht-wahrhaben-Wollen verhilft zur nötigen Distanz

Solange sich nun die Fachpersonen um das Kleinkind kümmern und mittels Reanimationsmassnahmen um sein Leben kämpfen, steigt die Hoffnung. Aussagen betroffener Eltern bestätigen jedoch, dass ihr Ausschluss von den Hilfsmassnahmen als unerträglich wahrgenommen wurde. Jene, welche sich in irgend einer Form an den Rettungsmassnahmen beteiligen konnten, und sei dies lediglich durch das Halten einer Infusionsflasche oder blosses Dabei-sein-Dürfen, schilderten, dass sie wenigstens auf diese Weise noch etwas für ihr Kind hatten tun können. Diese Phase dauert etwa 30 Minuten und wird oft als sehr lange empfunden. Gefühle der Hoffnungslosigkeit, der Ohnmacht, der Hoffnung und des Nicht-wahrhaben-Wollens wechseln sich ab und lassen die Eltern in einen emotionalen Strudel der Gefühle geraten.

Sobald der Tod aber feststeht und den Eltern gegenüber bestätigt worden ist, werden folgende Personen aufgeboten:

- Kantonspolizei (Pikett und stationärer Beamter, Erkennungsdienst)
- Bezirksanwalt/Untersuchungsrichter
- Bezirksammann oder Statthalter
- Bezirksarzt oder Rechtsmediziner

Im Kanton Zürich erfolgt nun auch der Aufruf des SIDS-Elternpiketts über die Einsatzzentrale der Polizei.

3. Abklärung

Die Angehörigen werden nun innert kurzer Zeit mit vielen ihnen unbekannten Personen konfrontiert. Dies kann bei ihnen Unsicherheit, Angst, zunehmende Schuldgefühle und auch eine wachsende Ablehnung gegenüber den vielen Fremden, welche sich, als wäre es selbstverständlich, in ihren Wohnräumen bewegen, hervorrufen. Die vorausgegangene Hektik, als noch Reanimationsmassnahmen im Gang waren, wird nun von einer Unruhe, verursacht durch das Kommen und Gehen der Funktionäre, abgelöst. Es werden den Eltern von verschiedenen Personen Fragen gestellt, und manche von ihnen fühlen sich dadurch von vornherein verdächtigt, angeklagt oder gar schon verurteilt, am Tode ihres Kindes die Schuld zu tragen. Das ganze Szenario wirkt unwirklich und gleicht einem Film. Viele betroffene Eltern äussern, den Eindruck gehabt zu haben, "im falschen Film zu sitzen".

Der anwesende Amts- oder Bezirksarzt hat die Aufgabe, das Kind noch einmal zu untersuchen und die Todesursache sowie die Todeszeit festzustellen.

Da im Falle eines Plötzlichen Kindstodes die Todesursache nur durch eine Obduktion geklärt werden kann, muss das Kind entsprechend untersucht werden. Dabei werden auch Unfallfolgen, welche zum Tod hätten führen können, oder ein Delikt ausgeschlossen.

3.1 Verantwortung bei den Eltern belassen und auf Medikamente verzichten

Manchmal kommt es auch vor, dass die anwesenden Helfer das Bedürfnis haben, die Eltern zu schonen. Sie bringen das Kind so rasch wie möglich weg oder/und veranlassen, dass den Eltern mit Beruhigungsmedikamenten über die erste schwierige Phase hinweggeholfen wird. Jedoch müssen in ihrer Not aufschreiende Menschen nicht mit Valium oder ähnlich wirkenden Substanzen sozial verträglich gespritzt werden. Wer es nicht aushält, weinenden Menschen zu begegnen, hat vor Ort nichts verloren. Medikamente können dann zur Anwendung gelangen, wenn sich ein Trauerprozess negativ entwickelt. Dies lässt sich aber mit Sicherheit erst nach ein paar Wochen beurteilen. Mit dem sofortigen Verabreichen von Beruhigungsmedikamenten schafft man eine anteilnahmslose innere Distanz, und die beruhigten Eltern (meist sind es die Mütter) betrachten das ganze Szenario wie durch einen Schleier. Nach vier bis sechs Stunden kehrt der brutale Alltag zurück. In dieser Zeit wurden aber in der Regel gravierende Entscheidungen getroffen, welche nie mehr rückgängig gemacht werden können.

Die Erfahrung zeigt, dass den Eltern die Verantwortung nach den ersten Abklärungen durch die anwesenden Funktionäre zurückgegeben werden sollte. So ermöglicht man ihnen, die Wirklichkeit schrittweise zuzulassen. Dazu müssen die Betroffenen nicht beruhigt werden, sondern sollen die Möglichkeit haben, ihren Gefühlen ihrem Befinden entsprechend Ausdruck zu verleihen.

Vielmehr haben sie das Recht, dass man sie über das weitere Vorgehen informiert, ihnen auch erklärt, weshalb eine Obduktion angeordnet wird. Sollten die Eltern die Befürchtung äussern, dass man ihr totes Kind dabei "zerstückelt" oder "verunstaltet", muss ihnen genauer erklärt werden, was eine Obduktion beinhaltet. Erhalten die Eltern dabei die Möglichkeit, von ihrem Kind Abschied zu nehmen, bevor man es wegbringt, zeigen sie sich in der Regel bedeutend kooperativer.

3.2 Die Wirklichkeit zulassen lernen

Zu diesem Zeitpunkt werden also verschiedene Handlungen von seiten der Begleiter notwendig. Dabei sei betont, dass kein Handlungszwang besteht, also keine Eile mehr notwendig ist. Es soll sich Zeit genommen werden, die betroffenen Eltern und Geschwister erzählen zu lassen, was geschehen ist und was sie unternommen haben. Sie dürfen dabei ihre Gefühle zum Ausdruck bringen. Fragen sind immer ehrlich zu beantworten. Es können Vorbereitungen getroffen werden, ihren Bedürfnissen entsprechend vom Kind Abschied zu nehmen. Dabei machen wir ihnen Vorschläge, welche realisierbar sind. Z.B. kann das Kind von der Arztpraxis oder vom Spital noch einmal nach Hause genommen werden. Oder im Spital muss ein Ort gefunden werden, wo sich die Eltern in Ruhe und ungestört von ihrem toten Kind verabschieden können. Bei Bedarf können da die gemachten Erfahrungen der Eltern, welche heute im Pikett tätig sind, von Nutzen sein. Eigene Erfahrungen sind und bleiben aber immer sehr persönlich und dürfen keinesfalls als allgemeingültig auf jede Situation übertragen werden.

Mit der verantwortlichen Kontaktperson der Untersuchenden wird die Frage nach der Einsargung und Überführung ins Institut für Rechtsmedizin Zürich (IRMZ) geklärt.

4. Abschied

4.1 Klärung der Frage nach dem Ort des Abschieds

Nach der Legalinspektion durch den Amtsarzt wird der Bezirksanwalt oder Untersuchungsrichter das Kind vorerst den Eltern überlassen. Die Untersuchungsbehörden ziehen sich zurück, wenn der Zeitpunkt der Überführung geklärt worden ist. Der Abschied ist damit zeitlich begrenzt, bedingt durch die Obduktion, welche schnellstmöglich vorgenommen werden muss. Den Angehörigen stehen also lediglich ein paar Stunden zur Verfügung. Den Transport zur Obduktion wird der zuständige Polizeibeamte organisieren.

Den Eltern stellen sich jetzt schwierige Fragen, auf die sie relativ rasch eine Antwort zu geben haben. Der Tod ist Wirklichkeit geworden. Dies kann zu einer Spaltung zwischen Kopf und Herz führen. Manchmal haben Eltern Mühe, sich vorzustellen, ihr totes Kind noch einmal anzusehen und zu berühren. Voreilige Entschlüsse, es so rasch wie möglich wegzubringen, können für die Hinterbliebenen jedoch fatale Folgen haben. Es gilt jetzt, Zeit zu lassen, Angebote zu machen und die Eltern in ihren Bedürfnissen und damit verbundenen Handlungen sorgfältig zu unterstützen und zu begleiten. Mögliche Widerstände sind nicht zu werten.

Jedes Handeln als Reaktion auf eine emotionale Notlage bedeutet ein problematisches Handeln, das kritisch reflektiert werden muss. Jedes Handeln im Interesse des andern ist zumindest potentiell entmündigend.

Gefühle des immensen Verlustschmerzes können nur zugelassen werden, wenn das Umfeld gut abgestützt ist, das heisst, wenn ein tragfähiges Netz vorhanden ist.

Im Moment tiefster Erschütterung und Trauer ist es nicht selten, dass auch übertrieben scheinende Aussagen hörbar werden wie: "Ich will auch sterben" oder "Mein Leben hat keinen Sinn mehr" oder "Ich bringe mich um". Solche Aussagen dürfen sein, sie zeigen die Erschütterung an, die der/die Betreffende erlebt.

4.2 Sich Zeit lassen

Den blockierenden Verhaltensmustern, welche identisch sind mit dem Abwehren und dem Nicht-wahrhaben-Wollen der Betroffenen, ist mit qualifizierter Information zu begegnen.

Grundsätzlich ist zu erklären, dass jetzt nichts mehr pressiert. Entscheidungen müssen nicht mehr unter Zeitdruck getroffen werden.

4.3 Information an Angehörige und Zuzug derselben

Möglicherweise besteht das Bedürfnis, weitere Angehörige - seien dies Grosseltern, Gotte und Götti des Kindes oder Geschwister der Eltern - über das Ereignis zu informieren. Grundsätzlich sind die Eltern imstande, diese Informationen selber weiterzugeben. Wenn sie am Telefon mit ungläubiger Abwehr konfrontiert werden, hilft ihnen, die Information bestätigen zu müssen, oft, sich selber mit der traurigen Realität bewusster auseinanderzusetzen oder sich damit konfrontieren zu lassen.

4.4 Eigene Abschiedsrituale finden

Die Phase des Abschieds ist geprägt von einem langsamen Realisieren-Lernen dessen, was soeben geschehen ist. Schweigen, dasein, das Kind in den Armen halten, mit ihm sprechen, mit ihm spielen, es eincremen, wickeln, ihm frische Kleider anziehen etc. sind Handlungen, mit denen das Schreckliche begreifbar gemacht werden kann. Diese Handlungen führen immer wieder zu einem immensen Schmerz, verbunden mit tiefer Trauer. Dies zuzulassen ist wichtig und richtig. Wenn Familienmitglieder keinen körperlichen Kontakt zulassen können, sind sie darin zu unterstützen, ihren Gefühlen auf eine andere Art freien Lauf zu lassen. Dies kann mit einem Instrument geschehen, mit Zeichnungen, Gedichten oder einem Brief an das tote Kind.

Spielsachen auszuwählen und zum Mitgeben bereit

zu machen kann dabei genauso wichtig sein wie das Basteln eines ganz bestimmten Gegenstandes. All diese Sachen sind dem Kind schliesslich in den Sarg mitzugeben. Sie gehören zu ihm und verstehen sich als ein letztes Geschenk.

Geschwister haben in der Regel eigenständige Beziehungen zueinander. Sie sollen, egal welchen Alters, voll in das Geschehen miteinbezogen werden. Dies trifft ebenso für Babysitter/innen zu, die genauso Zeit benötigen, um sich vom verstorbenen Kind zu verabschieden.

4.5 Geschwister

Eltern versuchen oft, die Geschwister vor dem Anblick des toten Kindes zu bewahren, sie zu schützen. Sie trauen ihnen nicht zu, dieses Ereignis auf ihre Art zu bewältigen. Eltern ist deshalb zu erklären, dass es für die seelische Entwicklung der Geschwister gut ist, wenn sie jetzt nicht ausgeschlossen werden. Sie gehören dazu und sollen auch die schwierige Zeit miterleben. Auf diese Weise werden sie die Trauer der Eltern verstehen lernen.

4.6 Weitere Interessen, welche formuliert und berücksichtigt werden müssen

Die religiöse Komponente wird oft vergessen oder bewusst ausgeklammert. Es kann durchaus sein, dass das Baby noch nicht getauft worden ist. Dies kann zu einem späteren Zeitpunkt massive Schuldgefühle provozieren. Unabhängig vom eigenen religiösen Verständnis ist diese Frage in jedem Fall zu klären. Steht kein Seelsorger zur Verfügung, so kann durch die Eltern selber eine Nottaufe vorgenommen werden. Sinnvoll ist es zudem, dem nun notgetauften Kind Wünsche auf seinem weiteren unbekannten Weg zu Gott mitzugeben. Ist eine ordentliche Beerdigung mit Abdankung vorgesehen, ist auf jeden Fall die Ortsseelsorge zu involvieren, d.h. der/die betreffende Seelsorger/in ist jetzt einzubeziehen. Die Eltern sollen den Kontakt aufnehmen.

4.7 Körperveränderungen wahrnehmen

Nach dem Auffinden des toten Kindes ist sein Körper manchmal noch geschmeidig und warm. Es sieht aus, als ob es schliefe. Die Muskulatur ist schlaff, der Kopf hängt schief, wenn man es aus seinem Bettchen nimmt. Das Kind ist leblos. Wird es erst zu einem späteren Zeitpunkt entdeckt, wenn es schon seit ein paar Stunden gestorben ist, so könnten die Totenstarre bereits eingetreten und Totenflecken sichtbar sein. Dieser Moment der ersten Begegnung bleibt in der Regel unauslöschlich haften. Erfolgt keine weitere Auseinandersetzung mit dem toten Kind, so ist zu befürchten, dass fortan dieses Bild die letzte Erinnerung prägt.

Wenn ein Kind von den Eltern noch zu Hause behalten wird, werden sich unweigerlich weitere äusserliche Veränderungen bemerkbar machen. Das heisst wiederum, dass die Trauernden darauf vorzubereiten sind.

Die massivsten Veränderungen stellen sich nach vier bis acht Stunden ein. Vor allem in den warmen Sommermonaten machen sich rasch störend wirkende Gerüche bemerkbar, welche aber mit Duftkerzen oder Duftlämpchen aufgefangen werden können. Serösblutiges Sekret, welches aus der Nase tropft, kann mit einem feinen Wattebausch, welcher zu einem Tampon geformt wird, gestoppt werden. Zudem ist es normal, dass durch das Sterben Kot und Urin freigelegt werden, was mit der Erschlaffung der Muskulatur zusammenhängt.

Auch kann es vorkommen, dass die Eltern ihr Kind in einem unverhältnismässig nassen Bettchen aufgefunden haben. Man nimmt an, dass das Sterben zu einer übermässigen Schweissabsonderung führen kann.

Die Phase des Abschieds dauert Stunden, längstens jedoch bis zum vereinbarten Transport des toten Kindes ins IRMZ. Diese Zeit zu nutzen erfordert sehr viel Einfühlungsvermögen und eine grosse Bereitschaft, Leiden zu tragen und zu ertragen, Menschen zu stützen und zu unterstützen. Manche haben das Bedürfnis, allein mit ihrem Kind zu sein, andere brauchen viele Menschen (Verwandte/Freunde) um sich versammelt.

Noch stillenden Müttern ist dringend zu raten, mit einer Hebamme oder dem Hausarzt Kontakt aufzunehmen. Vorsorglich sind ein Abpumpgerät sowie Salben oder Medikamente zu organisieren. Für eine Mutter ist es entsetzlich schmerzhaft, für ein totes Kind Milch zu produzieren und sie nicht mehr verwenden zu können.

5. Trennung

Die Trennung bedeutet, dass das tote Kind im Spital zurückgelassen wird oder dass man es von zu Hause weggeben muss. Dieser Vorgang löst erneut enorme Schmerzen aus.

5.1 Einsargung besprechen

Der Zeitpunkt der Einsargung wurde in der Regel vorgängig bereits vereinbart. Wenn das Kind zu Hause aufgebahrt war, ist die Einsargung mit den Eltern sorgfältig zu besprechen und zu planen. Viele Eltern wünschen, diesen Dienst an ihrem Kind selber verrichten zu dürfen. Dieser Wunsch ist zu respektieren, und die Bestattungsbeamten sind entsprechend zu orientieren. Dies kann aber zum Konflikt mit den Bestattungsbeamten führen. In der Regel ist das Einsargen ihre Arbeit; es wurde seit Jahrzehnten an sie delegiert, und sie erledigten diese Aufgabe schnell, professionell, korrekt und würdevoll. Der ganze Ablauf dauert oft nicht länger als fünf Minuten, dann wird das Kind abtransportiert. Solche routinemässigen Abläufe sind zu verhindern; statt dessen sollte behutsam nach Formen gesucht werden, die den individuellen Bedürfnissen der Eltern entsprechen. Die Einsargung ist das wirklich Letzte, was die Eltern noch für ihr Kind tun können. Deshalb sollen *sie* entscheiden, was sie wann und wie machen möchten. Das alles muss ihnen bewusstgemacht werden.

5.2 Einsargung durchführen, Fantasien zulassen

Einsargen ist wie Weggeben, die Trennung wird Wirklichkeit. Täglich haben die Eltern ihr Kind sorgsam zur Ruhe gebettet, nun tun sie es ein allerletztes Mal, zu seiner letzten Ruhe.

Die Art und Weise, wie das Kind eingesargt wird, hängt von den Bedürfnissen und manchmal auch von den religiösen Überzeugungen der Eltern ab. So werden muslimische Eltern ihr Kind nackt in ein weisses Tuch wickeln und so in den Sarg legen, dass lediglich das Gesicht des Kindes sichtbar bleibt. Es soll ihm auch nach der Obduktion kein Totenhemdchen angezogen werden. Andere Eltern kleiden ihr Kind so, wie sie es am liebsten mochten, geben ihm Spielsachen mit, vielleicht seine Musikspieldose, welche sie ihm jeweils zum Einschlafen aufgezogen haben. Das eigene kleine Kopfkissen oder ein weiches Tüchlein wird in den Sarg gelegt, den Schnuller geben sie ihm mit und andere ihnen wichtige kleine Dinge, ohne die sie das Kind nicht fortgehen lassen möchten.

Die Angst, das tote Kind einst zu vergessen, ist weitverbreitet. Dieser Angst kann mit Fotos begegnet werden. Es ist ratsam, das tote Kind im Sarg zu fotografieren. Auch hier gilt, dass die Fotos später zur Trauerverarbeitung wichtig werden. Die Bilder sind unschätzbare Dokumente für die Zukunft der Eltern, aber auch der Geschwister, denen man anhand der Bilder das Verstorbene immer wieder zeigen kann.

Sollten die Eltern den Wunsch geäussert haben, ist ein Seelsorger beizuziehen, welcher mit allen Beteiligten zusammen ein Abschiedsgebet sprechen kann.

Das Verschliessen und Hinaustragen des Sarges übernehmen nicht selten die Väter oder beide Elternteile. Sie sind zu fragen, ob sie dies selber tun möchten. Das tote Kind kann auch von den übrigen Trauernden zum Auto begleitet werden.

Nach dem Abtransport entsteht oft ein tiefes Gefühl der Verlassenheit und Einsamkeit.

5.3 Über die Obduktion reden

In Gedanken begleiten Eltern ihr Kind auf seiner Fahrt ins IRMZ. Fragen, wie es dort nun weitergehe, Fantasien und Ängste werden formuliert. Eltern haben ein Recht, ehrliche Antworten zu bekommen. Sie werden ihr Kind nach der Obduktion wiedersehen dürfen, in der Aufbahrungshalle ihrer Wohngemeinde. In aller Regel werden Kinder nach der Obduktion ohne nennenswert sichtbare Anzeichen wieder so angezogen und in ihren Sarg gelegt, wie sie übernommen wurden.

Der untersuchende Arzt wird sich schnellstmöglich, meistens innerhalb 24 Stunden, mit den Eltern telefonisch in Verbindung setzen und ihnen die ersten Untersuchungsresultate mitteilen. Dieses meist kurze Telefongespräch ist von ausserordentlicher Wichtigkeit. Eltern werden, wenn es sich um einen Plötzlichen Kindstod handelt, entlastet, das heisst, sie können beginnen, sich von ihrer vermeintlichen Schuld freizusprechen. Nach etwa sechs bis acht Wochen, werden die Eltern zu einem Gespräch mit dem Obduzenten eingeladen, wo sie einen detaillierten Bericht über die erfolgten Untersuchungen erhalten.

6. Abdankung

6.1 Art der Bestattung und Anmeldung auf der Gemeindeverwaltung

Nun sind mit den Eltern weitere wichtige Fragen zu besprechen, und sie müssen auf die nächsten Schritte vorbereitet werden.

Sie müssen sich über die Bestattungsart (Erdbestattung oder Kremation) einigen. Am selben oder nächsten Tag haben sie auf dem Zivilstandsamt ihrer Wohngemeinde den Tod ihres Kindes zu melden. Dort erhalten sie in der Regel auch den Termin der Beerdigung und der Abdankung. Mancherorts ist es leider üblich, Kinder am Vormittag um 11 Uhr unmittelbar nach dem Kirchengeläute, mit einer kurzen Ansprache auf dem Friedhof, in aller Stille beizusetzen. Den Eltern ist deshalb darzulegen, dass sie und ihr verstorbenes Kind das Recht auf ein Begräbnis *und* eine kirchliche Abdankung haben, egal, was von welcher Seite auch immer als üblich vertreten wird.

6.2 Erstellen der Texte für Todesanzeige und Kärtchen

Erst wenn die Eltern den Beerdigungstermin kennen, können sie die Todesanzeigen drucken lassen bzw. in der Zeitung anmelden. Das Erstellen der Todesanzeige kann einen weiteren Schritt der Trauerverarbeitung darstellen.

6.3 Gedanken zur Abdankung und Kontakt zur Ortsseelsorge erstellen

Auch wenn die Eltern ihr Kind auf dem Zivilstandsamt noch nicht abgemeldet haben, der Termin für die Beerdigung also noch nicht bekannt ist, besteht durchaus die Möglichkeit, dass sie sich mit dem Ortsseelsorger oder einem ihnen vertrauten Pfarrer in Verbindung setzen. Manche äussern das Bedürfnis, jenen Pfarrer zu kontaktieren, welcher ihr Kind getauft hat. Sollten sie eigene Ideen, Wünsche, Bedürfnisse und Vorstellungen haben, wie sie den Abschiedsgottesdienst gestaltet haben möchten, sollten sie darin unterstützt werden. Alle betroffenen und verantwortlichen Angehörigen sind dabei zu befragen. Es soll die Meinung jedes einzelnen vorliegen. Ein Konsens kann erst durch die wirkliche Auseinandersetzung entstehen.

Auf ihren Wunsch hin sind die Eltern an die Beerdigung zu begleiten.

Wichtig ist zudem, dass weitere Supportsysteme (Hausarzt, Seelsorge, Sozialdienste etc.) rechtzeitig informiert und Kontakte erstellt werden. Dies soll aber immer nur nach Rücksprache mit den betroffenen Eltern und mit deren Einverständnis erfolgen. Vorzugsweise übernehmen sie diese Aufgabe selber.

7. Trauerentwicklung

Nach der Abdankung kehrt Stille ein. Die Dankeskärtchen müssen geschrieben werden, der Alltag zeigt sich. Die ersten Wochen danach werden oft als sehr schwierig empfunden, da sich das soziale Umfeld meist rasch wieder dem alltäglichen Geschehen zuwendet.

Die Trauerentwicklung ist individuell, sowohl in der Intensität als auch der Dauer und der Art und Weise, wie Trauer zugelassen wird.

- Betroffene haben den Verlust als Realität zu akzeptieren.
- Sie werden den Trauerschmerz erfahren müssen.
- Sie haben sich mit der Zeit an eine Umwelt anzupassen, in der das verstorbene Kind fehlt.
- Sie werden später die emotionale Energie, welche dem verstorbenen Kind galt, abziehen können und in andere Beziehungen investieren lernen.

Bei der Unterstützung frisch betroffener Eltern sind folgende Grundsätze zu beachten:

- Ehrliche Begegnung suchen
- Kreativ auf Angehörige zugehen
- Sich nicht beleidigt zurückziehen
- Wünsche und Bedürfnisse klären
- Den gegenseitigen Kontakt anbieten
- Nähe signalisieren und sich bereithalten.

Sollten sich massive Probleme innerhalb der Partnerschaft oder in der gesamten Familie ergeben, ist den Eltern/der Familie zu raten, sich Hilfe bei dafür qualifizierten Therapeuten zu holen.

(Die hier besprochenen Phasen stammen aus dem von Peter Fässler-Weibel verfassten Ordner *"SIDS-Elternpikett, Anleitung zur Begleitung von betroffenen Eltern"*. Der Ordner gilt für die im Elternpikett aktiven Mitglieder als Arbeits- und Einsatzgrundlage.)

Wiederbelebung bei Säuglingen und Kleinkindern

Markus Amrein

Notfälle im Kindesalter stellen für Eltern, Ersthelfer und alle, die im Notfall zu tun haben, eine besondere Belastung dar.

Einerseits werden wir durch Unfälle und akute Erkrankungen bei Kindern stärker berührt als bei Notfällen im Erwachsenenalter, und anderseits verlangen die Besonderheiten des kindlichen Körpers eine dem Alter angepasste Behandlung.

Vorgehen bei einem Notfall

Oberstes Gebot ist es, Ruhe zu bewahren!

Wenn Sie das Gefühl haben, dass es dem Kind schlecht geht, nehmen Sie es sofort aus dem Bettchen oder bringen Sie es an einen hellen Ort. Legen Sie das Kind auf einen Tisch, eine Kommode oder auf etwas ähnliches, notfalls auf den Boden. So können Sie es besser beurteilen. Achten Sie dann auf folgende Kriterien:

Bewusstsein

Kontrollieren Sie das Bewusstsein! Reagiert oder bewegt sich das Kind, ist es blau oder blass? Liegt das Kind nach dieser Beurteilung schlaff und ohne Bewegung da, so ist sofort die Atmung zu kontrollieren.

Atmung

Kontrollieren Sie mit Ihrem Ohr die Atemgeräusche des Kindes. Stellen Sie Atembewegungen des Brustkorbes fest. Wenn auch diese Beurteilung negativ ausfällt und das Kind nicht atmet, so muss sofort beatmet werden. Stösst man bei der Beatmung auf Widerstand, so müssen sofort die Atemwege (Mund - Rachen) von Schleim und Nahrung befreit werden. Es wird wie folgt beatmet: den Kopf des Kindes leicht überstrecken und dann Mund-Nase-Mund-Beatmung durchführen.

- 2 - 4 sanfte Atemstösse.
- Nur so viel Luft einblasen, bis sich der Brustkorb hebt und senkt.
- Die Ausatmung passiv entweichen lassen.
- Rhythmus: alle zwei Sekunden einen Atemstoss. Dies ergibt etwa 30 bis 40 Atemstösse pro Minute.

Alarmierung

In der Zwischenzeit ist es ein Vorteil, wenn eine zweite Person die Notfallmeldung übermittelt:

- Sanitätsnotruf anrufen (Schweiz: Tel.-Nr. 144).
- Name des Anrufers und des Kindes angeben.
- Strasse/Wohnort des Notfallortes beschreiben.

- Was ist passiert und was geschieht jetzt? (z.B.: Kind wird beatmet.)

Wenn der Wohnort schwer zu finden ist, soll jemand den Rettungswagen (Krankenwagen) einweisen.

Puls und Herzmassage

Wenn nach ein paar Atemstössen das Kind immer noch nicht atmet und schlaff daliegt, dann ist sofort der Puls zu messen. Die Pulskontrolle erfolgt an der Innenseite des Oberarms. Zur Kontrolle kann man sich mit dem Ohr auf den Brustkorb des Kindes legen. Der Puls kann auch an der Leiste gemessen werden. Halsschlagader und Radialispuls sind beim Säugling weniger geeignet, da die sichere Pulskontrolle schnell erfolgen muss.

Wenn kein Puls vorhanden ist, muss Beatmung und Herzmassage durchgeführt werden. Dies macht man wie folgt:

- Druckpunkt ist die Mitte des Brustbeines (etwa auf der Höhe der Brustwarzen).
- Mit zwei Fingern (mit dem Mittel- und dem Ringfinger) etwa 100 mal pro Minute drücken, d.h. ungefähr zwei Kompressionen pro Sekunde.
- Die Drucktiefe liegt bei zwei bis drei Zentimetern.

Kontrollen

Die Atem- und Pulskontrolle erfolgt nach etwa einer Minute und wird anschliessend alle vier bis fünf Minuten wiederholt. Die Beatmung und die Herzmassage müssen durchgeführt werden, bis das Kind wieder selber atmet und Puls hat oder der Helfer durch die Ambulanzbesatzung abgelöst wird.

Beatmung und Herzmassage bei Kleinkindern bis zum Alter von vier Jahren:

Beatmung:
20 - 30 Atemstösse pro Minute (entspricht einer Luftmenge von 100 - 150 ml pro Atemzug)
Herzmassage:
80 - 100 mal drücken pro Minute (mit Handballe)

Beatmung und Herzmassage bei Schulkindern bis zum Alter von sieben Jahren:

Beatmung:
15 - 20 Atemstösse pro Minute (entspricht einer Luftmenge von 200 - 400 ml pro Atemzug)
Herzmassage:
80 - 100 mal drücken pro Minute (mit Handballe)

Beatmung und Herzmassage bei Schulkindern ab sieben Jahren und Erwachsenen:

Beatmung:
10 - 12 Atemstösse pro Minute (entspricht einer Luftmenge von 400 - 800 ml pro Atemzug)
Herzmassage:
80 - 100 "Drucken" pro Minute
(mit zwei Handballen)

Ein-Helfer-Methode:
2 mal Beatmung, 15 mal Herzmassage

Zwei-Helfer-Methode:
1 mal Beatmung, 5 mal Herzmassage

Zusammenfassend ist nochmals zu betonen, dass eine Beurteilung eines Patienten anhand von Bewusstsein, Atmung und Kreislauf (Pulsschlag) am wichtigsten ist; nur so können Sie feststellen, wie es dem Kind geht.

Am besten ist die praktische Übung - besuchen Sie doch entsprechende Kurse, dort lernen Sie, was bei einem Notfall zu tun ist.

Der Polizeieinsatz in seiner Vernetzung

Ernst Hofer

Die zu einem Notfalleinsatz ausgerückten Polizeibeamtinnen und -beamten werden nach einem ersten Überblick am Einsatzort zum Handeln gezwungen. Während ihres Einsatzes üben sie Mehrfachfunktionen aus, die bis an die Grenze ihrer Belastbarkeit gehen können. Wie gehen die Polizeibeamtinnen und -beamte mit dieser Belastung um, und wo kommen sie an die Grenzen der Erwartungen (z.B. Benachrichtigung und Betreuung von Angehörigen und Opfern)?

– Wo müssen die heutigen Bewältigungsstrukturen verbessert werden?

Die Polizei hatte und hat auch heute noch sehr gute fachliche und sachliche Strukturen, um ein Ereignis nach den gesetzlichen Erfordernissen abzuhandeln. Tatbestandsaufnahmen und Rapportieren aller Art wurden geübt, Checklisten wurden als Behelf für die Polizeibeamtinnen und -beamten an der Front geschaffen, um sie in ihrer fachlichen Sicherheit zu unterstützen. Dabei geriet jedoch die menschliche Komponente völlig in Vergessenheit.

Erst im September 1984, im Nachrichtenblatt der Kantonspolizei Zürich, gab es zum ersten Mal einen Beitrag zum Thema: Eine “Trauernachricht übermitteln...”, von Guido Kolb, Pfarrer von St. Peter und Paul, Zürich. Damit wurde ein Prozess in Gang gesetzt, welcher in der Ausbildung und auch im organisatorischen Ablauf bei Benachrichtigungen von Angehörigen durch die Polizei positive Wirkung zur Folge hatte.

1. Regelung für Benachrichtigungen

Ab sofort wurde eine traurige Nachricht nicht mehr per Telefon übermittelt, sondern persönlich überbracht:

- Die Benachrichtigung von Angehörigen durch die Polizei wurde in einer Dienstanweisung neu geregelt.
- Man bestimmte eine Gruppe von Polizeibeamten (Pikettbeamten), welche als geeignet betrachtet wurden, Angehörig zu benachrichtigen.

2. Überbringen von Unfall- und Todesnachrichten

Das Überbringen von Unfall- und Todesnachrichten fand Eingang in die polizeiliche Aus- und Weiterbildung und später auch in die Grundausbildung:

- Tod und Sterben wurden thematisiert und nicht mehr verdrängt.
- Der Ablauf von Benachrichtigungen wurde metho-

disch und didaktisch aufbereitet und anhand von Fallbeispielen und Rollenspielen (Vorbereitung, Verhalten vor Ort und Nachbereitung) geübt.

Vielleicht haben Sie bemerkt, dass immer nur von Benachrichtigen die Rede war und eigentlich nie vom viel komplexeren Begriff "Betreuung". Das hat seinen Grund darin, dass die Polizei sich diesbezüglich grosse Zurückhaltung auferlegte. Benachrichtigen ist zeitlich besser eingrenzbar und kommt der polizeilichen Einsatzdoktrin entgegen, Einsatzkräfte nicht zu lange für ein Einzelereignis binden zu lassen. Betreuen hat einen viel ausgedehnteren Zeithorizont.

3. Opferhilfe

Mit der Einführung des "Bundesgesetzes über die Hilfe an Opfern", vom 4. Oktober 1991 (Opferhilfegesetz, OHG) musste die Polizei ein zusätzliches Aufgabengebiet in ihr Pflichtenheft aufnehmen. Opfer von Verbrechen und Unfällen mussten jetzt über das Opferhilfegesetz und die zur Auswahl stehenden Hilfsorganisationen aufgeklärt und beraten werden.

- Es entstand mit der Einführung des Opferhilfegesetzes erneuter Ausbildungsbedarf für die Polizei.
- Der Begriff "Opfer" musste zusätzlich definiert werden.

4. Betreuung der unterschiedlichsten Personengruppen als Folge eines Ereignisses

Gleichzeitig mit der Umsetzung des Opferhilfegesetzes wurde auch mit der Konzepterarbeitung für "Grossereignisse und Katastrophen" (OGK) begonnen, die in Folge der Grossereignisse Brand in der Chemischen Industrie von Schweizerhalle und Flugzeugabsturz am Stadlerberg in Auftrag gegeben wurden. Dabei haben sich neue Erkenntnisse durchgesetzt, die sich nicht nur auf die Schadensbewältigung eines Grossereignisses beziehen. Auch die Wichtigkeit der Betreuungsaufgaben durch die Polizei wurde erkannt und definiert.

Für mich persönlich war der Einsatz nach der Gasexplosion im "Birchermüesli-Quartier" in Winterthur ein Schlüsselerlebnis. Dabei musste ich feststellen, welche Dimensionen Medieninformation und Angehörigenbetreuung annehmen können. Erst in der Aufarbeitung wurde mir klar, dass es sich nicht nur Angehörigenbetreuung handelte, sondern um eine viel komplexere Art der Betreuung, nämlich um die Betreuung der unterschiedlichsten Personengruppen als Folge dieses Ereignisses, wobei ich die Medienbetreuung bewusst weglasse. Selbstverständlich ist es nicht die Aufgabe der Polizei, die Betreuung der unterschiedlichsten Personengruppen alleine durchzuführen. Hier drängt sich für die Polizei die interdisziplinäre Zusammenarbeit mit verschiedenen Organisationen geradezu auf.

Betreuung der unterschiedlichsten Personengruppen als Folge eines Ereignisses:

- Opfer:
  Verletzte, Geschädigte, Beteiligte

- Angehörige:
  Partner, Eltern, Familie, Geschwister, Verwandte
- Evakuierte:
  Bewohner, Obdachlose
- Verursacher:
  Täter, Angeschuldigter
- Firmen:
  Vorgesetzte, Mitarbeiter
- Retter
  Sanitäter, Feuerwehr, Bergungstrupp, Polizei
- Helfer
  Nachbarn, Passanten, Auskunftspersonen, Freunde, Bekannte

5. Betreuungsanforderungen an die Polizei bei verschiedenen Tatbeständen

Bei den nachfolgenden Tatbeständen fallen die unterschiedlichsten Betreuungsaufgaben zu einem grossen Teil der Polizei anheim, welche auch mit einem grossen Zeitaufwand verbunden sind.

- Unfall:
  Verkehrsunfall, Arbeitsunfall, Sportunfall
- Aussergewöhnlicher Todesfall (AGT):
  Plötzlicher Kindstod, natürliches inneres Geschehen, Drogentod
- Suizid:
  Suizidversuch, Suiziddrohung
- Tötungsdelikt:
  Mord, vorsätzliche Tötung, Totschlag, fahrlässige Tötung, Familiendrama

- Terroristischer Anschlag:
  Bombenexplosion, Entführung
- Grossereignis:
  Flugzeugabsturz, Feuersbrunst, Explosion, Eisenbahnunglück
- Katastrophe:
  Erdbeben, Überschwemmung, Umweltkatastrophe
- Geiselnahme:
  Freiheitsberaubung, Entführung
- Sexualdelikt:
  Vergewaltigung, Pädophilie, Belästigung
- Vermisstmeldung:
  Kinder, Erwachsene, Alte
- Erpressung:
  Bombenalarm, Geld
- Überfall:
  Raub, Drohung, Nötigung
- Körperverletzung:
  Tätlichkeit, Raufhandel
- Familienstreit:
  Alkohol, Beziehung, Gewalt
- Psychische Störungen:
  psychische Krise, Schizophrenie
- Vermögensdelikte:
  Einbruch, Diebstahl, Entreissdiebstahl, Betrug
- Sachbeschädigung:
  nach Demonstration, Vandalismus

5. Notfalleinsatz Verkehrsunfall

Zum Schluss möchte ich noch am Beispiel eines tödlichen Verkehrsunfalles zeigen, wie die ausgerückten Polizeibeamtinnen und Polizeibeamten durch das Ausüben von Mehrfachfunktionen an die Grenzen ihrer Belastbarkeit kommen. Wird doch ein solcher Notfalleinsatz in seiner ganzen Komplexität in der Regel mit fünf bis sieben Polizeibeamtinnen und -beamten abgearbeitet. Es ist von zentraler Bedeutung, dass die interdisziplinäre Zusammenarbeit funktioniert:

- Meldung:
  Telefon, Funk, Drittperson, eigene Feststellung
- Ausrücken:
  Fahrzeug, Dringlichkeit, Aufteilung der Arbeit, Ausrüstung
- Ankunft auf Unfallstelle / Beurteilung der Lage:
  Zeit, Überblick, Beteiligte, Auskunftspersonen
- Sofortmassnahmen:
  Ambulanz, Arzt, Feuer-/Öl-/Chemiewehr, Rega
- Erste Hilfe durch Polizei:
  lebensrettende Sofortmassnahmen
- Bergen:
  Helfer, Polizei, Feuerwehr, Sanität
- Triagieren:
  Beteiligte, Leichtverletzte, Schwerverletzte, Tote abdecken
- Betreuung am Einsatzort:
  Opfer, Angehörige, Beteiligte, Verursacher, Helfer, Retter

- Tatbestand nach Strassenverkehrsgesetz oder Strafgesetzbuch:
  Übertretung, Vergehen, Verbrechen
- Absperren:
  Signalisieren, örtliche Absperrung, Umleitung, Verkehrsdienst, Handsteuerung der Verkehrsregelungsanlage
- Spurenschutz:
  Fahrzeuge, Pneu- und Kratzspuren, Farb- und Glassplitter, Gegenstände aller Art, Kollisionsstelle, Endlage von Personen
- Verkehrsunfallrapport:
  Journal, Zeitungsmeldung, Kurzbericht, Rapportbeilagen, Fotodokumentation, Plan oder Zeichnung, Rechnung
- Unfallstelle räumen:
  Abschleppen, Reinigung, Werke, Umleitung aufheben, Signalisation einziehen
- Unfallzeichnung:
  Handskizze, Unfallskizze, Erstellen einer massstäblichen Unfallzeichnung
- Sicherstellung:
  Fahrzeug, Bestandteile, Tacho-Scheibe, Kleider, Asservate
- Fotogrammetrie:
  Auswertung, Plan
- Fotografieren:
  Spuren, Schäden, Übersicht
- Angehörige benachrichtigen:
  Vorbereitung, Zeitfaktor, Seelsorge/Opferhilfe sicherstellen

- Befragung:
  Ripol, Atemlufttest, Blutentnahme, Urinprobe
- Personalien:
  Ausweise, Überprüfung, Bestätigung, Angehörige ermitteln/bestätigen
- Aufbieten von Zusatzdiensten:
  Pikett-Of oder Pikett-Uof, Untersuchungsrichter, Bezirksarzt, Wissenschaftlicher Dienst

Zusammenarbeit der Rettungskräfte

Josef Baumgartner

Am Ereignisort sind die verschiedensten Organisationen und Persönlichkeiten im Einsatz. Arbeiten Rettungssanitäter, Feuerwehrleute, Ärzte und Polizeibeamte wirklich zusammen? Geht es um den Patienten oder um Prestige? Wie gehen Rettungskräfte miteinander um? Wie könnte und sollte die Zusammenarbeit sein? Wo liegen die Schwachstellen? Wo sind Grenzen gesetzt?

1. Einsatzdienste

Auf einer Unfallstelle mit Notfallpatienten und/oder Toten sind die verschiedensten Organisationen und Persönlichkeiten im Einsatz.

- Polizeiorgane:
  Kantonspolizei, Stadtpolizei, Gemeindepolizei
- Rettungsdienste:
  Unfall-/Krankentransportdienst
- Ärztliche Notfalldienste:
  Notarzt, Notfallarzt

- Helikopter-Rettungsdienste:
  REGA, MHRD
- Feuerwehren:
  Berufs-, Stützpunkt- und Ortsfeuerwehren
- Untersuchungsbehörden:
  Untersuchungsrichter, Bezirksanwalt, Bezirksarzt
- Unfallfotodienst
- Medienleute:
  TV-Stationen, Radio, Zeitungen
- Seelsorger (selten)
- Bestattungsunternehmen
- Bergungsunternehmen
- Strassenunterhaltsdienste

In vielen Fällen leisten Polizei und Rettungsdienst (Sanität) den Ersteinsatz. Sind Verletzte oder Tote eingeklemmt oder ist eine Bergung nur mit technischen Mitteln möglich, ist auch die Feuerwehr im Einsatz. Die klassische Aufgabenteilung wäre dabei:
- Polizei:
  Sichern der Unfallstelle, Tatbestandsaufnahme
- Sanität:
  Rettung, Erstellen der Transportfähigkeit, Transport
- Feuerwehr:
  Bergung, Technische Hilfe, Brandschutz, Öl-/Chemiewehr

Diese Aufgabenteilung ist jedoch nicht immer möglich. Sind beispielsweise Polizeibeamte und/oder Feuerwehrleute vor der Sanität auf einer Unfallstelle oder handelt es sich um ein grösseres Schadenereignis, bergen die übrigen Organisationen ebenfalls Verletzte aus dem Gefahrenbereich, betreuen eingeklemmte Notfallpatienten und leisten erste Hilfe. Es sind aber primär diese Einsatzdienste, welche sich entsprechend ihren Aufgaben, ihrer Ausbildung und Ausrüstung um Verletzte und/oder Tote kümmern.

2. Probleme in der Zusammenarbeit

Leider arbeiten die Rettungsdienste nicht immer miteinander, sondern meist nur nebeneinander, im Extremfall sogar gegeneinander. Es fehlt in vielen Fällen an den notwendigen Absprachen und am gegenseitigen Verständnis. Sind weitere Organisationen beteiligt, wird es noch problematischer. Je nach Ausbildung, Funktion und Erfahrung übernehmen einzelne Funktionäre die Initiative, erteilen Anweisungen an andere Organisationen und greifen so in eingespielte Abläufe und Strukturen ein. Dies wird von den anderen Rettungskräften als Kompetenzgerangel empfunden und mit Gegenreaktionen beantwortet, was zu Störungen im Einsatzablauf führt. Die Leidtragenden in solchen Fällen sind die Patienten, um deren Wohl es uns eigentlich gehen sollte. Woher kommen diese Probleme in der Zusammenarbeit?

- *Persönlichkeit*
  Die Einsatzdienste verfügen in der Regel über Mitarbeiterinnen und Mitarbeiter mit einem hohen Selbstwertgefühl. Durch den häufigen Einsatz in Extremsituationen sind sie gewohnt, etwas "Besonderes" zu leisten. Dieses Wissen um die eigenen Fähigkeiten kann in bestimmten Fällen zu einem

Problem werden. Einzelne Personen fühlen sich besonders befähigt, um eine ausserordentliche Situation zu meistern. Das übrige Einsatzpersonal wird als ungenügend ausgebildet und zu wenig kompetent beurteilt. Diese Grundhaltung wird selbstverständlich von den Beteiligten wahrgenommen und entsprechend abgewehrt. Es kommt zu den verschiedensten Gegenreaktionen. Dabei ist eine offene Konfrontation eher selten, viel häufiger ziehen sich die Beteiligten zurück und arbeiten ohne Rücksicht auf Dritte im eigenen Fachbereich. Andere verweisen auf ihre hoheitliche Funktion, drohen mit ernsthaften Konsequenzen oder lassen ihre Partner schlicht und einfach stehen. Mit solchen und ähnlichen Reaktionen ist aber keine sinnvolle und erfolgreiche Zusammenarbeit möglich.

- *Stress*
  Je nach Art und Grösse des Ereignisses sind auch Stressreaktionen möglich. Diese äussern sich beispielsweise in einer gewissen Gefühllosigkeit (fehlende emotionale Reaktion), in einer eingeschränkten oder veränderten Wahrnehmung der Umgebung (Dissoziatives Syndrom) oder in Vermeidungsverhalten, Gereiztheit und Aggressionen. Beobachten Sie bei schweren Einsätzen einmal die Reaktionen des eingesetzten Personals. Sie werden sehen, dass einzelne Personen aussergewöhnlich heroisch oder hyperaktiv, andere apathisch oder aggressiv wirken. Solche Stressreaktionen erschweren natürlich die Zusammenarbeit.

– *Fehlendes Wissen über die anderen Organisationen*
Obwohl sich die verschiedenen Dienste auf Unfallstellen immer wieder begegnen, fehlt oft das Wissen über deren Aufgaben, Organisation, Ausrüstung und Ausbildung. Vorgefasste Meinungen, Vorurteile oder einzelne negative Erfahrungen belasten den Umgang mit anderen Organisationen und Persönlichkeiten. In einer von gegenseitigem Misstrauen geprägten Umgebung ist aber keine erfolgreiche Zusammenarbeit möglich.

3. Lösungsansätze

Wie könnte die Zusammenarbeit verbessert werden?

– *Information*
Grundsätzlich sollte sich jeder Dienst bei den bereits anwesenden Führungskräften melden und sich über die Lage und die bereits getroffenen Massnahmen informieren. Es geht dabei um die Lagebeurteilung, aber auch um die Information der eigenen Kräfte. Alle Beteiligten sollten wissen, was passiert ist und welche Organisationen mit welchen Aufgaben (Zielen) tätig sind.

– *Einsatzleitung*
Sind mehrere Organisationen auf dem Schadenplatz tätig, sollte wenn immer möglich ein Einsatzleiter (Chef Schadenraum) bezeichnet werden. Dabei sollten primär Führungskräfte eingesetzt werden, die

mit ihrer Organisation einen wesentlichen Teil des Einsatzes zu bewältigen haben und ihre Partnerorganisationen sehr gut kennen. Von der Ausbildung her eignen sich Polizei- und Feuerwehroffiziere am ehesten für eine solche Aufgabe. Sie verfügen über die personellen und organisatorischen Mittel, insbesondere über einen rückwärtigen Dienst (Einsatzzentrale). Zudem kennen sie von der Ausbildung her die Grundsätze der Führung und den Führungsrhythmus (Ereignis, Sofortmassnahmen, Erkundung, Lagebeurteilung, Entschlussfassung, Befehlsgebung, Kontrolle und Überwachung).

– *Kenntnis der anderen Dienste*
Von grosser Bedeutung für eine störungsfreie, von gegenseitiger Achtung und von Vertrauen geprägte Zusammenarbeit sind gute Kenntnisse der anderen Organisationen. Nicht nur die Führungskräfte, sondern auch die Mitarbeiterinnen und Mitarbeiter der verschiedenen Einsatzdienste müssen ihre Partnerorganisationen kennen. Die Führungskräfte ihrerseits sollten untereinander ständig in Verbindung stehen. Es geht um das Wissen über die Aufgaben, die Organisation, die Ausrüstung, die Ausbildung und die Einsatzmöglichkeiten der anderen Dienste.

– *Gemeinsame Übungen*
Für eine wirkungsvolle und erfolgreiche Zusammenarbeit sind gemeinsame Übungen nötig. Nur so lernen sich die verschiedenen Dienste besser kennen und verstehen. Denn: alle Einsatzdienste möchten letztlich helfen, wollen Menschenleben

retten, Schäden begrenzen und Zerstörtes wiederherstellen. Sie haben also ein gemeinsames Ziel.

4. Der Notfallpatient

Unabhängig von diesen Aspekten der Zusammenarbeit der Rettungskräfte steht der Notfallpatient im Mittelpunkt. Dies scheint auf Unfallstellen manchmal vergessen zu werden. Um ihn, um den eingeklemmten, schwerverletzten Menschen geht es. Die Rettungskräfte müssen sich wieder vermehrt auf ihren Hauptauftrag besinnen und die Patienten in den Mittelpunkt stellen. Sie dürfen nicht einfach als "Gegenstände", die gerettet werden müssen, behandelt werden, sondern als Menschen mit Bedürfnissen, die weit über den rein technisch-/medizinischen Bereich hinausgehen. Sie wollen und müssen wahrgenommen, betreut, berührt und behandelt werden. Ich stehe darum hinter den Regeln der Betreuung des deutschen Malteser-Hilfswerks:

- *Als Gesprächspartner zur Verfügung stehen*
  Der Betroffene möchte "darüber sprechen" und seine Angst und Sorgen mit jemandem teilen. Es geht hier um ein aktives Zuhören, um Zeichen der ungeteilten Aufmerksamkeit mit Verständnis- und Zwischenfragen. Dabei haben die sogenannten Killer-Floskeln wie "Es wird schon gehen", "Alles halb so schlimm", "Kopf hoch" usw. keinen Platz. Insbesondere sind Vorwürfe und Vorhaltungen zu vermeiden.

- *Vorsichtig Körperkontakt suchen*
  Beim Körperkontakt kommen wir dem Patienten noch näher und verstärken die Kommunikation. Der Retter muss dabei entscheiden können, wieviel Nähe er geben kann bzw. wieviel Distanz er selber braucht. Es geht um Berührungen, wie sie beispielsweise in der Krankenpflege heute üblich sind. Zum Beispiel durch:
  - Hand auf den Handrücken des Patienten legen
  - Hand in die Hände nehmen und halten
  - Hand auf die Schulter legen
  - Abwischen oder Abtupfen der Stirne
  - In die Arme nehmen

- *Sagen, dass man da ist und was geschieht*
  Der Helfer stellt sich dabei vor. Er wird als kompetenter Gesprächspartner empfunden, der jederzeit angesprochen und befragt werden kann. Der Retter informiert den Patienten über die weiteren Massnahmen, bleibt in der Nähe und ist Ansprechperson des Betroffenen.

- *Den Geschädigten vor Zuschauern abschirmen*
  Die Situation des Schmerzes und der Trauer ist eine ganz private und intime Angelegenheit, die weder begafft, fotografiert oder gefilmt werden soll. Die Rettungskräfte haben darum einen Schutzraum zu schaffen, in dem die Würde des Betroffenen gewahrt werden kann.

- *Aufmerksam sein für die Bedürfnisse des Patienten*
  Geborgenheit vermitteln, auf Wunsch des Patienten

einen Seelsorger beiziehen, evtl. sogar mit ihm beten. Wichtig ist aber auch, Angehörige und Freunde zuzulassen.

– *Dem Betroffenen die Möglichkeit eines menschenwürdigen Sterbens gewähren*
  Für den Betroffenen geht es allenfalls um die letzten Momente auf dieser Welt. Es muss ihm ermöglicht werden, diese letzten Minuten in Würde zu verbringen. Durch Vermittlung von Ruhe und echter Zuwendung kann viel erreicht werden. Sterbende müssen vor Medien und Gaffern konsequent abgeschirmt werden. Zugelassen sind hingegen die Angehörigen und Freunde, die Abschied nehmen möchten.

5. Zusammenfassung

Es kann nur wiederholt werden, dass sich die Tätigkeit der Einsatzdienste und Organisationen immer und ausschliesslich auf die Notfallpatienten auszurichten hat. Dabei ist eine besonders enge und von gegenseitigem Vertrauen geprägte Zusammenarbeit zwischen Polizei, Sanität und Feuerwehr notwendig. Jede einzelne Massnahme, sei sie organisatorischer, technischer oder medizinischer Art, muss vorgängig besprochen und aufeinander abgestimmt werden. Stress und Hektik führen zu einer Verschlechterung des Allgemeinzustandes von Schwerverletzten und verunsichern und verängstigen zusätzlich die Angehörigen.

Eine erfolgreiche Zusammenarbeit auf Unfallstellen

ist möglich. Es braucht dazu etwas guten Willen und Verständnis für die Arbeit der übrigen Rettungsdienste. Ich vertrete darum folgende Grundsätze für die Zusammenarbeit der Rettungskräfte:

- Wir stellen die Betroffenen in den Mittelpunkt unserer Arbeit
- Wir achten und respektieren die Bedürfnisse der Angehörigen
- Wir sprechen unseren Einsatz gegenseitig ab
- Wir kennen und achten uns gegenseitig
- Wir besprechen unsere Einsätze und lernen aus Fehlern
- Wir sorgen für ein “Debriefing” nach belastenden Einsätzen

Leiten und Führen

Ueli Arbenz

1. Einleitung

Auf einer Unfallstelle, bei einem Brand, einem aussergewöhnlichen Todesfall, bei einem Grossereignis oder in einer Katastrophe verrichten innert kürzester Zeit verschiedenste Dienste - medizinische Rettungsdienste, Feuerwehr, Zivilschutz, Polizei, Hilfskräfte aller Art - wichtige Aufgaben. Alle diese Dienste sind organisiert und in der Regel vor Ort durch eine verantwortliche Person geführt. Diese an sich geführten Dienste treffen dann an einem Unfallort, bei einem plötzlichen Todesfall oder wo auch immer auf ein mehr oder weniger grosses Chaos, jedenfalls auf eine unstrukturierte Situation und auf Menschen, die einen sehr unterschiedlichen Bezug zum Ereignis haben können. Diese Menschen können verletzt worden sein, den Tod gefunden oder Sachschaden erlitten haben, sie können gefährdet sein, dort wohnen, dem Ereignis nur aus Neugier zuschauen, davon als Angehörige betroffen sein oder bereits irgendwo und irgendwie aktiv beim Retten, Löschen oder Betreuen helfen. Je nach Ereignis werden auch Vertreter der politischen Behörden aufkreuzen, von der betroffenen Gemeinde bis zum Bundesrat, sehr oft sind Medienvertreter vor Ort, sei es als stille Beobachter, mit der Kamera an vorderster Front oder mit dem Übertragungswagen gar live mit ihrem Publikum verbunden. In vielen Fällen ist auch die Untersuchungsbehörde da, wenn sie die Leitung der Untersuchung bereits vor Ort zu übernehmen hat, wie dies im Kanton Zürich bei sogenannten Brandtourgeschäften vorgeschrieben ist, also bei Unfällen mit Todesfolge oder schwerer Körperverletzung sowie Brandfällen und aussergewöhnlichen Todesfällen.

Bei Katastrophen kommen in der Regel ausgeklügelte Organisationen zum Einsatz, in der Stadt Winterthur zum Beispiel die Organisation bei Grossereignissen und Katastrophen (Konzept vom 15. April 1995). Ein Stab im Hintergrund unterstützt dabei die Frontorganisation auf breiter Basis. Dieser Stab soll alle möglichen Probleme erkennen, bearbeiten und einer nicht nur sachgerechten, sondern auch den Bedürfnissen der Betroffenen und der Information Rechnung tragenden Lösung zuführen. Im Normalfall sind die Einsatzkräfte an der Front auf sich selbst gestellt, und bei Katastrophen ist dies in der Anfangsphase nicht anders. Erfahrungsgemäss beschränken sich dabei die Einsatzkräfte auf die Erfüllung ihrer eigenen Aufgaben, sehen diese als wichtigste an und warten oft, bis sie gleichsam an der Reihe sind, ihre Aufgaben wahrzunehmen. Eine Koordination scheint beim Handeln mehrerer Dienste beim selben Ereignis eigentlich zwingend nötig. Es klappt auch meist recht gut mit der Koordination, sie erfolgt in der Regel aber stillschweigend, weil es sich so eingespielt hat. Die Koordination erfolgt aber meist ausgerichtet auf die Bedürfnisse der Aufgaben und Tätigkeiten der einzelnen Dienste, jedoch selten mit Blick darauf, gemeinsam für die Betroffenen ein Optimum zu erreichen. Die Menschen, die einem bei einem Unfall begegnen, werden entweder als Patienten oder Opfer wahrgenommen oder als weitere Dritte, um die man sich möglichst wenig kümmern möchte und für die sich auch kein Dienst zuständig fühlt (oder nur insoweit zuständig fühlt, als dass diese Menschen weggewiesen werden). Sie werden als Objekte und nur selten als Partner betrachtet.

Diskussionen zwischen den verschiedenen Diensten über die Zusammenarbeit drehen sich, wenn es sich nicht um technische Fragen handelt, meist um Hierarchie und Kompetenzen, darüber, wer wem zu befehlen oder nicht zu befehlen und wer die Gesamtleitung hat. Viel weniger wird darüber gesprochen, welches die Ziele sind, die mit dem Einsatz aller Dienste erreicht werden sollen, und ob es gar übergeordnete Ziele gibt, zu deren Erreichung jeder Dienst einen Beitrag leisten könnte.

Wer generell Verbesserungen erreichen will, greift meist die Führungskonflikte auf und schlägt neue Organisationsmodelle vor. Die Frage ist, ob solche neuen Führungsmodelle, die meist politische Unterstützung oder gar neue rechtliche Grundlagen erfordern, auch eine qualitative Verbesserung für alle Betroffenen bringen, oder ob die beteiligten Dienste nicht von sich aus wesentliche Verbesserungen in der Zusammenarbeit erreichen könnten. Daraus könnte vielleicht für die Mitarbeiter der einzelnen Dienste nicht nur eine höhere Arbeitszufriedenheit resultieren, sondern auch eine bessere Verarbeitung der auch für Retter manchmal traumatisierenden Erlebnisse. Ein mögliches Modell aufzuzeigen und zu diskutieren ist Ziel dieses Workshops.

2. Gegenseitiges Kennen als Voraussetzung für eine gute Zusammenarbeit

Die Angehörigen jeden Dienstes wissen, was sie zu tun haben, über welche Mittel ihr Dienst verfügt, welche noch angefordert werden könnten, und die meisten können auch die Ziele des eigenen Dienstes formulieren. Bereits mit den Kenntnissen der Aufgaben, Mittel und Möglichkeiten anderer Dienste sieht es aber anders aus. Man kennt die Mitarbeiter dieser Dienste manchmal noch vom Sehen, die Aufgaben der Spur nach, die Mittel teilweise, die neuesten Mittel kaum und die zusätzlichen, die allenfalls noch angefordert werden könnten, noch weniger. Welchen Spielraum bei der Zielerreichung ein anderer Dienst hat, kann man nicht abschätzen. Damit kann man dessen konkretes Handeln im Einzelfall nicht einschätzen und lässt sich darauf auch nicht ein. So ist der andere Dienst meist ein fremdes Wesen, das man am liebsten unberührt lässt und dem man nicht zu nahe kommen will. Das ist auch dem andern recht so, denn man lässt sich nicht gerne in die Suppentöpfe schauen. So nimmt sich ein jeder Dienst am liebsten den eigenen Aufgaben an. Dabei gibt es zwischen den einzelnen Diensten zahlreiche Schnittstellen und gemeinsame Probleme, die zweckmässigerweise gemeinsam gelöst werden sollten, und es gibt Phasen in jedem Geschehen, in denen der eine Dienst mehr gefordert - oder gelegentlich überfordert - ist, in denen eine gegenseitige Unterstützung sehr willkommen wäre. Diese Unterstützung erfolgt auch, meist stillschweigend, oft mit einer gewissen gegenseitigen Skepsis oder Scheu.

Die Zusammenarbeit wäre wohl einfacher, wenn jeder Angehörige eines Dienstes den andern Dienst und dessen Mitarbeiter besser kennen würde und wenn man nicht nur die Ziele seines Dienstes vor Augen hätte, sondern wenn es so etwas wie ein Gesamtziel gäbe. Die Zusammenarbeit zwischen den Diensten wäre dann logische Folge und selbstverständlich und in jedem Falle zu thematisieren.

3. Gemeinsame Ziele

Ich habe dargetan, dass ich der Auffassung bin, eine Verbesserung der Zusammenarbeit sei nur über gemeinsame Zielsetzungen zu erreichen. Ich denke, dass es solche für alle gültigen Ziele gibt, auf die man sich auch gemeinsam ausrichten und bei deren Erfüllung man sich unterstützen sollte.

3.1 Eigene Sicherheit

Es ist wohl unbestritten, dass vor jedem Eingreifen zunächst die Frage zu beantworten ist, ob vom Ereignis für Dritte oder die Rettungskräfte eine akute Gefahr ausgeht. Ans Retten dürfen wir erst denken, wenn sich eine Rettung verantworten lässt. Einer akuten Gefahr für Leib und Leben dürfen die Rettungskräfte in Friedenszeiten nicht ausgesetzt werden. Ebensowenig darf von einer Rettung eine Drittgefährdung ausgehen. Erst wenn dies klar ist, darf mit einer Rettung begonnen werden.

Eine Lagebeurteilung in bezug auf den Schutz vor weiteren oder neuen Gefahren bei der Bewältigung eines Unfalls ist nicht nur beim Anrücken der Rettungskräfte erforderlich, sondern diese Lagebeurteilung ist eine dauernde Aufgabe. Dass dabei Risiken einzuschätzen und gefährdete Güter gegeneinander abzuwägen sind und dass es hundertprozentige Sicherheit nie gibt, sei nur der Vollständigkeit halber erwähnt. Sicher ist aber, dass es wenig Sinn macht, wenn jeder Dienst eine eigene Lagebeurteilung macht oder wenn irgend jemand, der sich als Chef ausgibt, etwas befiehlt, und noch weniger Sinn macht es, mit stoischer Gelassenheit ein eigenes ungutes Gefühl hinsichtlich der Sicherheitslage zu ertragen, weil man sich darauf verlassen zu können glaubt, die bereits vorher anwesende Polizei habe die Lage wohl schon richtig beurteilt. Ich behaupte, es hätten sich manche Unfälle bei Rettungsarbeiten verhindern lassen, wäre diesem Punkt mehr Beachtung geschenkt worden. Die Lagebeurteilung mit Bezug auf die eigene Sicherheit gewinnt sicher an Qualität, wenn diese fachlich möglichst breit abgestützt wird und hinsichtlich der Einschätzung des möglichen Risikos ein Konsens besteht, denn die Auswirkungen einer solchen Einschätzung können erheblich sein: nicht rechtzeitig gerettete Opfer einerseits, noch zusätzliche Opfer, auch unter den Rettungskräften, andererseits.

3.2 Retten

Es dürfte Einigkeit darüber bestehen, dass, in Friedenszeiten jedenfalls, das Retten aus einer akuten Gefahr in allen Fällen im Vordergrund steht. Das gilt bei der Feuerwehr, die ihre ersten Massnahmen immer darauf ausrichtet, das gilt selbstverständlich bei der Sanität, bei der Polizei, etwa bei einer Geiselnahme, das gilt auch bei allen Bergungsdiensten. Es geht um die Rettung von Menschen, Tieren und Sachwerten, wobei mit der Reihenfolge auch eine Prioritätenreihenfolge gemeint ist, worauf ich noch kurz zurückkommen werde (Abschnitt 3.3).

Es gibt beim Retten in überblickbaren Fällen kaum etwas zu koordinieren; wer beim Retten helfen kann, der hilft, welchem Dienst er auch zugehört. Doch bereits mehrere Verletzte, allenfalls eingeklemmte Verletzte oder Verschüttete, verlangen rasch einen Aufwand, der die ersten Kräfte vor Ort überfordert, und die Hilfe muss organisiert und auch geführt sein. Sobald eine Person geortet ist, wird der Rettungsdienst das Sagen haben, denn die medizinischen Fachleute wissen am besten, wie mit dem Verletzten umgegangen werden darf.

Wenn die Mittel knapp sind und entschieden werden muss, wem zuerst geholfen, wo zuerst nach Verschütteten gesucht werden muss, sind die Entscheide meist nicht mehr gleichsam vorgegeben. Solche Entscheide können belastend werden, können dazu führen, dass derjenige, der entschieden hat, ein Leben lang darunter leidet, weil sein Entscheid nachträglich betrachtet nicht zur optimalen Rettung geführt hat. Vielleicht würde eine von mehreren mitgetragene Entscheidungsfindung zwar vielleicht nicht unbedingt ein besseres Resultat, doch eine bessere Verarbeitung der Verantwortung bringen.

3.3 Schäden vermeiden

Dass es nach dem Retten immer darum geht, eine Ausbreitung des Schadens zu verhindern, also zu halten, wie es bei der Feuerwehr heisst, und dass mit Löscharbeiten selber mitunter mehr Schaden angerichtet werden kann als Nutzen, ist Allgemeingut. Die Professionalität einer Feuerwehr zeigt sich heute ja nicht mehr daran, wieviel Wasser sie pro Minute verspritzen kann, um ein Haus zu löschen, sondern ob sie Schlauchmaterial besitzt, mit dem mit geringen Mengen Wasser gezielt ein Feuer möglichst am Brandherd eingedämmt und gelöscht werden kann.

Die Reihenfolge der Rechtsgüter, die es zu schützen gilt, nämlich Personen (Betroffene, Angehörige der Rettungsdienste und Dritte), Tiere und Sachen ist wohl grundsätzlich unbestritten, doch nicht ganz unproblematisch. Oft ist nämlich die Einschätzung der Sachwerte nicht so einfach. Werden da nicht oft Entscheide ohne genügend Sachkenntnis gefällt, weil nichts abgeklärt wird, angeblich weil es eilt? Dabei wäre es doch oft möglich und im Grunde geboten, den Betroffenen oder eine Fachperson beizuziehen.

Unüberlegte Rettungsarbeiten können zusätzliche Opfer fordern oder weitere Schäden anrichten. Die Folgen der Rettungsarbeiten sind also genau und umfassend abzuschätzen. Dass Löschwasser in offene Gewässer gelangen und dort für Tiere und Menschen verheerende Folgen haben kann, weiss man allgemein seit Schweizerhalle. Die Feuerwehr Winterthur allerdings bietet seit etwa 1985 bei Bedarf einen Fachmann der Stadtentwässerung des Departementes Bau der Stadt Winterthur auf, und damit das nicht vergessen geht, ist der Punkt auch in den Checklisten vorhanden. Das Beispiel der Feuerwehr Winterthur erwähne ich hier deshalb besonders gerne, weil es zeigt, dass der Prozess, durch verbesserte Zusammenarbeit zu einem besseren Ergebnis zu kommen, nicht gar so neu ist.

3.4 Ordnen

Es ist wohl unbestritten, dass an jedem Unfallplatz Ordnung herrschen sollte. Das fängt eigentlich schon beim Anrücken der Einsatzkräfte und beim Abstellen der Fahrzeuge an. Es wird im allgemeinen aber jedem Dienst überlassen, wo er seine Wagen abstellt. Dass man sich dabei behindert, die Zufahrt oder Wegfahrt beeinträchtigt, zusätzliche Gefahren für die Verkehrssicherheit schaffen kann, ist nicht besonders zu betonen, und doch wird dies immer wieder zum Ärgernis. Die Ordnung am Unfallplatz muss deshalb ein zentrales Anliegen aller Stellen sein. Wie wichtig die Ordnung ist, hat man bei Grossereignissen und Katastrophen längst erkannt, dort gibt es mittlerweile Schemata, wie der Schadenplatz räumlich gegliedert sein soll. Unterhalb dieser Schwelle sind Ordnungen kaum zu erkennen.

Der engste Schadenraum sollte komplett freigehalten werden. Die einzelnen Dienste müssen ihre eigene Organisation daneben aufbauen. Vor allem die Wegfahrt sollte immer möglich sein, natürlich auch die Zufahrt über die Rettungsachse. Materialdepots sollten in angemessenem Abstand zum engsten Schadenraum erfolgen. Es geht hier nicht darum, über die Organisation des Schadenraumes zu referieren, es geht nur darum festzuhalten, dass die Ordnung bei jedem Ereignis ein Anliegen jedes Dienstes ist. Diese Ordnung kann leicht durch Zuweisung von Räumen, die möglichst etwas auseinander liegen, geschaffen werden. Das verschafft Übersicht und gibt Handlungsfreiheit. Sicher fängt die Ordnung bereits damit an, wenn sich jeder überlegt, wo er mit seinem Fahrzeug hinfährt, ob es genau dort gebraucht wird und inwiefern es dort allenfalls stören könnte. Besser ist es, wenn jeder Dienst die Bedürfnisse der andern Dienste vorausschauend berücksichtigt, noch besser, wenn rechtzeitig abgesprochen wird, wie der Raum um den engsten Schadenraum, der beim Grossereignis dann durch den inneren Absperring umfasst wird, am besten ausgenützt werden könnte.

Zur Ordnung gehört aber auch die Kennzeichnung der Einsatzkräfte. Da haben wir grosse Fortschritte gemacht. Im Kanton Zürich können sich heute gar die Bezirksanwältinnen und Bezirksanwälte mit einer Schutzweste mit der Aufschrift “Untersuchungsrichter”, mit einem für alle verständlichen Begriff, kenntlich machen. Was ich vermisse, ist die namentliche Beschriftung der Mitarbeiter der einzelnen Dienste, damit man sich auf dem Platz auch mit Namen ansprechen und sich später noch erinnern kann, mit wem man was vereinbart hat. Zurückhaltend in diesem Bereich ist - für mich unverständlich - immer noch die Polizei. Ich brauche nicht zu betonen, dass die Kommunikation leichter fällt, wenn sie auf persönlicher Ebene erfolgt, wozu bei uns auch gehört, dass man sich mit dem Namen anspricht.

Zur Ordnung bei den Personen - wenn wir das so nennen wollen - gehört aber auch, dass nicht nur die Angehörigen der Dienste eingeordnet werden, sondern auch weitere Personenkreise. Den Medienleuten werden bereits heute bei Grossereignisse offizielle Kennzeichnungen verpasst, und die Opfer erhalten Patientenleitkarten. Doch es gibt auch andere Personen, die ein berechtigtes Interesse haben, unter gewissen Umständen dabei zu sein, die wir jetzt aber oft ausschliessen, weil sie nicht dazu, sondern gleichsam zum Chaos gehören, um das man sich nicht kümmert. Das sind etwa die Angehörigen von Verletzten oder Toten. Ich denke, dass wir diese Leute in unsere Ordnung am Ereignisort miteinbeziehen müssen. Für sie gibt es derzeit noch keine Kennzeichnung. Wohl am zweckmässigsten wäre es, wenn sie gleichsam in einen Dienst integriert würden, der für sie verantwortlich ist. Dieser seinerseits gekennzeichnete Dienst könnte alle diese nicht richtig fassbaren, aber doch betroffenen Menschen begleiten und allenfalls betreuen.

Im Falle von Grossereignissen haben wir in der Stadt Winterthur gewisse Vorstellungen, wie der Dienst aussehen könnte. Im Falle von aussergewöhnlichen Todesfällen mit Säuglingen, beim Plötzlichen Kindstod arbeiten wir im Kanton Zürich mit dem Elternpikett SIDS zusammen, welches von der Stiftung “Begleitung in Leid und Trauer" aufgebaut wurde, und bei vielen Unfällen mit Todesfolge oder bei aussergewöhnlichen Todesfällen direkt mit deren Mitarbeitenden. Diese übernehmen dann diese Funktion. Das ist für alle Dienste einmal praktisch, denn damit wird uns ein ganzer Problemkreis abgenommen, und für die Betroffenen ist es erfahrungsgemäss sehr hilfreich.

Der Einsatz der Mitarbeitenden der Stiftung ist indes nicht in allen Fällen möglich oder gewünscht. Dann müssen sich die Dienste vor Ort darüber verständigen, wer die Betreuung übernimmt, sonst sind diese Menschen ausgeschlossen und zu Objekten degradiert. Was für Angehörige von Verletzten oder Toten gilt, gilt natürlich auch, wenn auch in geringerem Masse, für Geschädigte bei Bränden, Einstürzen und andern Unfällen. Auch sie haben mitunter berechtigte Interessen wahrzunehmen, die sie im Moment vielleicht nicht einmal zu formulieren in der Lage sind, und sie bedürfen daher auch der Betreuung am Ereignisort.

Von den Dritten, die nichts am Ereignisort zu suchen haben, habe ich schon gesprochen. Sie sind von allen Diensten konsequent wegzuweisen, sie stören, erschweren die Übersicht, können sich oder andere gefährden, Spuren verwischen, gar plündern oder Informationen mitbekommen, die sie nichts angehen oder bezüglich derer die Angehörigen der Dienste das Amtsgeheimnis zu wahren haben.

Schliesslich gehört zur Ordnung auch, dass keine Unordnung anzurichten ist, auch nicht mit Sachen, die entsorgt werden müssen, und dass z.B. Spuren zu schützen sind, welche für die Untersuchungsbehörden von Bedeutung sein können.

3.5 Untersuchen

Es besteht sicher Einigkeit darüber, dass sowohl die Betroffenen als auch die Öffentlichkeit erwarten, dass rasch und umfassend geklärt wird, wie es zu einem Unfall, einem Brand oder einer Katastrophe kommen konnte. Entsprechende Fragen werden ja oft schon gestellt, bevor auch nur die Rettung abgeschlossen ist. Ich gehe davon aus, dass alle Rettungsdienste diese Auffassung mittragen. Es steht dabei ausser Zweifel, dass Schutz vor weiteren Gefahren und Personenrettung als Ziele vorgehen. Man kann aber in beiden Fällen Rücksicht auf eine mögliche Untersuchung nehmen und beispielsweise Spuren schützen oder dokumentieren, z.B. durch Fotos. Es kann auch sein, dass der eine oder andere Angehörige eines Rettungsdienstes, der auf dem Schadenplatz anwesend ist, dort selber Feststellungen macht, die zur Aufklärung der Unfallursache führen oder dazu beitragen könnten. Mit diesen Feststellungen werden diese Personen dann zu Zeugen, die unter Umständen später im Verfahren befragt werden müssen.

Zu den Untersuchungsbehörden gehören zunächst einmal die Polizei, deren Aufgabe es primär ist, einen möglichen Strafsachverhalt aufzuklären und zu dokumentieren, aber auch die Untersuchungsbehörde, im Kanton Zürich die Bezirksanwaltschaft, die in schweren Fällen die Untersuchung vor Ort leitet und dabei der Polizei Anweisungen geben kann. Diese Untersuchungsbehörden werden zunächst alle Sachbeweise sichern, den Fall dokumentieren, aber auch Personen befragen, Verletzte, Geschädigte, Dritte, die etwas gesehen, gehört oder sonstwie festgestellt haben, und insbesondere auch deren Personalien festhalten. Diese Zeugen müssen zunächst als solche erkannt werden. Zeuge kann auch sein, wen wir als Dritte gerne vom Platz weisen möchten. Auch diese Zeugen müssen wir übrigens in die Ordnung miteinbeziehen, doch dürfen wir diese nicht an einem Ort versammeln, ohne sie zu betreuen, denn wir möchten nicht, dass sich diese Leute untereinander verständigen und sich so - bewusst oder unbewusst - auf eine Version des Geschehens einigen.

3.6 Informieren

Es besteht wohl weiter Einigkeit darüber, dass die Information bei jedem Ereignis eine wichtige Rolle spielt, bei grossen Ereignissen gar eine eigene Bedeutung erlangen kann.

Die Angehörigen der Rettungsdienste, Feuerwehren, der Polizei und die weiteren Helfer sollten nun vernünftigerweise nicht über weniger Informationen verfügen, als sie am folgenden Tag in den Medien lesen können. Die interne Information auf einem Unfallplatz ist leider im allgemeinen nicht besonders gut, und es nimmt sich dieser auch niemand systematisch an.

Information muss aber nicht nur innerhalb der Dienste, sondern auch gezielt an die Betroffenen erfolgen. Das klappt meist gut, d.h. man spricht sich zwischen Polizei und Rettungsdiensten in der Regel ab. Es hat sich dabei bei uns eingespielt, dass Angehörige von Verletzten von jenem Spital informiert werden, in welches sie eingeliefert worden sind. Das ist sinnvoll, denn nach der Spitaleinlieferung weiss man bereits mehr über den Zustand eines Patienten, und das Spital ist auch für die weiteren Kontakte zu den Patienten zuständig. Angehörige von Toten werden dagegen von der Polizei benachrichtigt. Die Personenidentifikation, auch zuhanden des Spitals, ist Sache der Polizei.

Mehr oder weniger klar ist auch, dass die Information von Gefährdeten und von Behörden, aber auch Störungs- und Gefährdungsmeldungen zuhanden der Öffentlichkeit im Zusammenhang mit einem Ereignis, Sache der Polizei ist. Wer also einen Beitrag für eine solche Meldung oder Information zu leisten hat, wird sich an die Polizei wenden müssen.

Die allgemeine Information der Medien über ein Unfallereignis hat eine eigene Dynamik. Entweder führt man diese aktiv oder man läuft Gefahr, dass sich die Medien selber irgendwie und bei irgendwem informieren. Häufig gibt es auch ein Gemisch. Es scheint mir klar, dass das Ziel eine einheitliche Information und Informationspolitik sein muss. Wer an einem Ereignis beteiligt ist, tut dies in der Regel kraft seiner amtlichen oder behördlichen Stellung. Er untersteht dabei einer Schweigepflicht, und diese darf nur gebrochen werden, wenn die Voraussetzungen dafür gegeben sind. Die Informationen sind daher gegen die Interessen der Betroffenen, z.B. den Schutz ihrer Privatsphäre, abzuwägen. Sobald es um Informationen geht, die mit der Unfallursache und deren Abklärung zu tun haben, ist es Sache der Untersuchungsbehörde, die Öffentlichkeit zu informieren (§ 34 Abs. 1 StPO). In der Regel wird sie den Auftrag an die Polizei delegieren und den Inhalt der Medienmitteilung mit dieser absprechen. Das heisst nun nicht, dass nicht im Einzelfall auch die Feuerwehr oder der Rettungsdienst über ihren Einsatz berichten oder ein einzelner Helfer ganz persönlich schildert, wie er den Einsatz erlebt hat, doch dürfen solche Äusserungen gegenüber den Medien nicht ohne Rücksprache mit der für die Medienarbeit zuständigen Stelle und der eigenen vorgesetzten Stelle erfolgen. In der Regel sind Medienvertreter mit dem Anliegen an diese Stelle zu verweisen, und es ist dann Sache der medienverantwortlichen Stelle, beispielsweise das Interview zu organisieren.

3.7 Bewältigen

Jedes Ereignis hat Folgen: Im Moment wird interveniert und gehandelt, doch schon bald müssen die Folgen bewältigt und in irgend einer Form akzeptiert werden, damit das Leben - vielleicht mit neuen Zielen und neuem Sinn - weitergehen kann.

Zunächst denken wir beim Bewältigen natürlich an die vom Ereignis direkt Betroffenen. Sie können heute, wenn sie beispielsweise Opfer einer Straftat gegen Leib und Leben geworden sind, bei den Opferhilfestellen Rat und Unterstützung suchen. Die Fürsorgebehörde oder das Quartieramt der Gemeinden wird sich ihrer annehmen. Auch die Mitarbeitenden der Stiftung "Begleitung in Leid und Trauer" werden über die psychologische Bewältigung hinaus Fragen der materiellen oder organisatorischen Bewältigung eines Ereignisses erörtern, Wege aufzeigen oder Unterstützung vermitteln.

Aber auch die Mitarbeitenden der Dienste, die Retterinnen und Retter müssen die Ereignisse bewältigen.

Die Kultur des Debriefing, wie man das so schön nennt, ist unterschiedlich und teilweise inexistent. Ein gemeinsames Debriefing nicht nur für die Bewältigung der persönlichen psychologischen Probleme, sondern auch mit dem Zwecke, aus einem Ereignis zu lernen, findet meist nur nach Grossereignissen statt oder wenn Rügen zu erteilen sind, weil etwas wirklich schief gelaufen ist. Erfahrungen, gar unter Einbezug der Betroffenen, werden selten ausgetauscht, keine Verbesserungen gesucht, und es wird kaum je festgehalten, was gut gelaufen ist, so dass auch Positives seinen Stellenwert erhält und weitergetragen wird. Dass dies wichtig und richtig wäre, wird wohl von keinem Dienst bestritten, nur ist es nicht oder noch nicht Praxis.

4. Die verschiedenen Dienste als Team

Ich habe im vorangegangenen Kapitel aufgezeigt, wie viele Aufgaben, die die verschiedenen Dienste zu erfüllen haben, sich in einem übergeordneten Sinne decken, auch wenn die Teilaufgaben unterschiedlich sind. Leider wird dies viel zu wenig bewusst wahrgenommen. Nach meiner Auffassung müsste es möglich sein, dass sich alle Dienste dessen bewusst werden und die gemeinsamen Ziele auch gemeinsam verfolgen, dabei die anderen Dienste wenn möglich bei deren Aufgabenerfüllung unterstützen, deren Arbeit mindestens aber nicht erschweren. Die Betroffenen, d.h. die Verletzten, deren Angehörige oder die Angehörigen der Toten, aber auch andere Geschädigte sollen dabei einbezogen und soweit unterstützt werden, dass sie in der Lage sind, die Folgen der Ereignisse so rasch wie möglich unter Vermeidung zusätzlicher Schäden selbstverantwortet zu bewältigen.

Dies ist nur möglich, wenn alle Dienste bei der Wahl ihres Vorgesetzten den dabei möglichen Handlungsspielraum immer auch zugunsten der andern Dienste und der Betroffenen nutzen, wenn im Sinne dieser Zielsetzungen an jedem Unfallplatz offen kommuniziert wird und nicht, wie oft beobachtet, in sich gekehrt und auf sich fixiert die eigene Aufgabe zu erfüllen gesucht wird - entweder mit einer gewissen Scheu, auch einmal die Hilfe eines andern Dienstes in Anspruch zu nehmen, oder diese weit von sich weisend, da man ja selber Herr der Lage sein will. Was erreicht werden müsste, ist, dass sich alle Kräfte als ein Team verstehen. Dazu ist eine gewisse Kenntnis der andern Dienste erforderlich, die mindestens oberflächlich wahrscheinlich vorhanden ist, aber noch verbessert werden könnte.

Dieses Ziel könnte wohl am einfachsten erreicht werden, wenn alle Dienste unter einer Oberleitung stünden, nicht nur vor Ort, sondern generell. Dem ist aber nicht so, und zu einer solchen Lösung wird man in absehbarer Zeit bei uns auch kaum kommen. Also müssen wir einen andern Weg suchen. Ich denke, dass es möglich sein sollte, ein Kooperationsmodell zu schaffen, damit dieses Team auch ohne eigentliche und vorbestimmte Führung optimal zusammenarbeitet.

5. Ein mögliches Leitmodell

5.1 Die Leitung des Teams

Ich habe bereits aufgezeigt, dass wir eine eigentliche Führung, die entsprechende Aufgaben und Kompetenzen hätte, vor Ort bei normalen Unfällen oder Grossereignissen nicht erwarten können; es fehlt an den Rechtsgrundlagen. Anders sieht es bei Katastrophen aus; dort wird die Führung im Kanton Zürich dem Kommandanten der Kantonspolizei übertragen (§ 5 der VO zum Gesetz betreffend das Kantonspolizeikorps), freilich ohne dass gesagt wird, was das heisst. Der Kontext weist ausserdem eher auf die interne Zuständigkeit bei der Polizei hin und nicht auf die Gesamtleitung. Die einzelnen Dienste werden ohne Zweifel im eigentlichen Sinne geführt, mindestens ist dies immer so vorgesehen. Bei den einen ist die Führung deutlicher sichtbar oder ausgeprägter, so etwa bei den Feuerwehren, bei den andern läuft die Führung etwas diskreter, gelegentlich wird sie auch nicht wahrgenommen, was mitunter spürbar ist und zu Mängeln führen kann.

Wenn also die verschiedenen Dienste auf einem Platz nicht im vorher beschriebenen Sinne geführt werden können, wie soll dann die Teambildung erfolgen und wer soll dafür verantwortlich sein, dass überhaupt im Team gearbeitet wird? Eigentlich sollte sich jeder und jede für die Zusammenarbeit verantwortlich fühlen, denn sicher ist durch eine gezielte Zusammenarbeit an einem Schadenplatz der grösste Nutzen für die Betroffenen, aber auch für die Allgemeinheit zu erreichen. Gleichsam die Kunden, die Betroffenen also, müssten in den Mittelpunkt gestellt werden - und nicht die eigene Aufgabe. Entscheide, deren Tragweite über den eigenen Dienst hinausgehen, müssten gemeinsam getroffen werden. Eine sachgerechte Problemanalyse, eine Darlegung der eigenen Möglichkeiten und ein Offenlegen des eigenen Handlungsspielraumes dürften in der Regel in kurzer Zeit zu einem brauchbaren gemeinsamen Resultat führen, ohne dass eine eigentliche hierarchische Entscheidung getroffen wird.

Für das nötige Gespräch wird jemand die Initiative ergreifen müssen. Man kann sich auf den Wortführer einigen, oder jemand kann sich gleichsam von der Sache her aufdrängen. Wenn z.B. im Kanton Zürich der Statthalter auf dem Platz ist, kann er die geeignete Person sein. Er steht ausserhalb aller Hierarchien über die Rettungskräfte, nimmt immerhin die Aufsicht über die Feuerwehren wahr, ist ein kantonaler Beamter der Polizeidirektion, steht also auch der Polizei nicht allzu ferne, und hat durch die Volkswahl eine demokratische Legitimation. Zudem hat er sonst keine ihn bindende Aufgabe, so dass er auch gut die Übersicht wahren kann. Es kann aber auch die Bezirksanwältin oder der Bezirksanwalt sein. Sie haben sich oft mit solchen Ereignissen zu befassen, auch im Nachhinein, kennen damit die Probleme der Betroffenen, sind - wenigstens die ordentlichen Bezirksanwältinnen und Bezirksanwälte - durch die Volkswahl ebenfalls demokratisch legitimiert und kennen die Polizei, mit der sie ständig zusammenarbeiten, gut. Sie sind in der ersten Phase, wenn es vorwiegend um Spurenschutz und erste Befragungen geht, von ihrer Aufgabe, die Untersuchung vor Ort zu leiten, nicht restlos ausgefüllt und haben ohnehin die Aufgabe, den Überblick etwas zu wahren. Von der Zusammenarbeit mit der Polizei her sind sie sich auch gewöhnt, gemeinsame Lösungen zu suchen, weil zwar die Polizei Aufträge der Untersuchungsbehörde auszuführen hat, aber nicht den Untersuchungsbehörden unterstellt ist, so dass auch in diesem Verhältnis die Problematik zwischen Führen und Leiten besteht und die Bezirksanwältinnen und Bezirksanwälte damit umgehen können.

Ob dieses Modell funktioniert, wenn man es so offenlegt, hängt davon ab, ob die betroffenen Dienste auch bereit sind, ein solches Modell auszuprobieren. In der Praxis wurde jedenfalls schon oft stillschweigend nach diesem Modell verfahren, ohne dass dies explizit zum Ausdruck gebracht wurde.

5.2 Gemeinsame Lagebeurteilungen

Zur beurteilen sind alle Fakten, die für die Entscheide zur Erreichung der unter den Ziffern 3.1 - 3.7 erörterten gemeinsamen Ziele von Bedeutung sind. Alle vorhandenen Informationen sind dabei laufend auszutauschen, und Informationslücken sind darzulegen. Lagebeurteilungen und Orientierungen können vorerst ohne weiteres "fliegend" erfolgen. Es können zunächst gar keine formellen Rapporte sein, doch ist anzustreben, dass sich die Chefs der Dienste möglichst bald treffen, um einen Informationsgleichstand anzustreben, wo nötig die Lage zu beurteilen und die Folgeentscheidungen zu treffen, wobei immer auch die Bedürfnisse der Betroffenen im Auge zu behalten sind.

Dauert die Bewältigung des Ereignisses länger,

sind selbstverständlich je nach Situation weitere Lagebesprechungen nötig.

5.3 Informationspolitik gegenüber den Medien

In jedem Fall ist die Information gegenüber den Medien abzusprechen. Dabei ist zu beachten, dass die verschiedenen Medien (Tageszeitungen, Lokalradios, Fernsehen etc.) unterschiedliche Bedürfnisse haben. Jede Medienkommunikation ist eine Einwegkommunikation, weshalb gut überlegt werden muss, welche Informationen abgegeben werden, denn nachträgliche Korrekturen sind in der Regel nicht mehr möglich. Zu klären sind insbesondere die folgenden Fragen:

- Wer redet?
- Was wird gesagt? (aufgebaut nach den klassischen journalistischen Fragen: wer? was? wie? wo? wann? allenfalls: weshalb?)
- Was wird nicht gesagt und weshalb?
- Wie ist die Abgrenzung?
- Wann wird informiert?
- Ist eine zweite Information vorzusehen?
- Wo wird informiert?
- Was darf fotografiert oder gefilmt werden, oder was ist vorzukehren, um unzulässige Bilder zu verhindern; wer kümmert sich darum; welche Bilder sind als Alternative möglich?
- Wer ist nach dem Ereignis Ansprechperson?
- Welche Wirkung ist von der vorgesehenen Berichterstattung zu erwarten?

5.4 Einbezug der Betroffenen

Weil es mir wichtig ist und weil den Betroffenen aus meiner Sicht zu wenig Aufmerksamkeit geschenkt wird, halte ich hier nochmals fest: Für alles und jedes ist bei uns ein Dienst zuständig, für das Löschen eines Feuers, die Befreiung von Geiseln, die Bewältigung einer Gewässerverschmutzung, die Versorgung von Verletzten und die Bergung von Toten. All dies läuft beinahe automatisch. Allein gelassen und nicht einbezogen werden dagegen die Betroffenen.

Recht gut klappt im allgemeinen die kurze sachliche Orientierung hinsichtlich möglicher erster Schritte nach einem Unfall. So bekommen die an einem Verkehrsunfall beteiligten Personen von der Polizei eine Verkehrsunfallvorausmeldung mit der Angabe der Personalien der Beteiligten und deren Haftpflichtversicherer sowie ein Visitenkärtchen des Sachbearbeiters für allfällige Rückfragen. Bei aussergewöhnlichen Todesfällen wird erklärt, wohin die Leiche verbracht wird und dass man sich mit der Einwohnerkontrolle in Verbindung setzen müsse. Auch erfolgt eine Information über die Opferhilfestellen, wenn die Voraussetzungen dafür gegeben sind.

Aber bis zum Aufräumen des Unfallortes wird verfügt: Die Leiche wird abtransportiert, der Abschleppdienst bestellt, die Wohnung nach dem Brand vom Schutt befreit und zugleich auch definiert, was Schutt ist, die Verletzten werden in ein vorbestimmtes Spital gebracht. Die Betroffenen werden nicht nach ihren Bedürfnissen gefragt, oder sie werden übergangen, weil sie ihre wichtigsten Bedürfnisse gar nicht formulieren können, weil sie dazu im Moment gar nicht in der Lage sind.

Ich denke, es ist eine der wichtigsten Aufgaben des Teams bei jedem Unfall oder jeder Rettung, die Betroffenen vermehrt einzubeziehen, ihre Wünsche und Vorstellungen nach Möglichkeit zu berücksichtigen und so das Ereignis "kundenorientierter" zu bewältigen. Wenn wir das nicht selber können, weil die Kapazität fehlt, wir es auch nicht zu unserer Aufgabe machen können, haben wir eine qualifizierte Begleitung mindestens zu organisieren. Die Klärung der Frage, wie mit den Betroffenen umzugehen ist, wie wir sie einbeziehen und was wir für sie tun können, sollte indes jedesmal gemeinsam im Team thematisiert werden.

5.5 Zeitplan

Das Erstellen eines Zeitplanes kann nicht nur für die Koordination von Massnahmen sehr hilfreich sein, sondern auch für das Abschätzen, ob Ablösungen nötig sind, ob es sinnvoll ist, eine gemeinsame Verpflegung zu organisieren, Ruheräume bereitzustellen usw., und nicht zuletzt auch zur Kontrolle, dass sich die einzelnen Dienste Vorstellungen über den erforderlichen Zeitbedarf gemacht haben. Dieser nützt allerdings nur, wenn die Dienste ihn durch gezieltes Arbeiten einhalten.

5.6 Debriefing

Nach jedem Einsatz sollte nicht nur für die betroffenen Dienste, sondern auch zwischen den Leitern der eingesetzten Kräfte eine kurze Besprechung stattfinden. Vielleicht wäre gelegentlich sogar eine gemeinsame Besprechung aller Beteiligten sinnvoll.

Ziel der Besprechung muss es sein, die gemachten Erfahrungen zu bewerten und Lehren zu ziehen, insbesondere aber zu prüfen, ob der Einsatz für die Betroffenen unter allen Aspekten den bestmöglichen Nutzen gebracht hat. Dazu wäre gelegentlich auch eine eigentliche "Kundenbefragung" nützlich. Doch dürfte es ausser nach einem Grossereignis oder einer Katastrophe illusorisch sein, die beteiligten Einsatzkräfte nachträglich nochmals zu versammeln. Das Debriefing muss deshalb sofort erfolgen, allenfalls sind dazu die Informationen bei den einrückenden Diensten zu sammeln. Auch das könnte durch den Statthalter bzw. die Bezirksanwältin oder den Bezirksanwalt moderiert werden.

Haben die Einsatzkräfte traumatische Erlebnisse durchgemacht, ist ein spezialisierter Psychologe oder eine Psychologin beizuziehen; auch dafür wäre das Team zuständig. Es geht beim Debriefing also nicht nur darum, Lehren aus dem Fall zu ziehen, sondern auch um die persönliche Verarbeitung des Geschehens durch jeden einzelnen Beteiligten. Zum Debriefing kann unter Umständen auch gehören, dass die Dienste erfahren, wie die Betroffenen das Ereignis bewältigt haben.

6. Zusammenfassung

Ein Rettungseinsatz durch verschiedene Einsatzkräfte erfolgt qualifizierter, wenn die Dienste im Sinne eines Teams zusammenwirken und ihren Einsatz unter Berücksichtigung der Interessen der Allgemeinheit und der Umwelt bewusst auf die Bedürfnisse der Betroffenen ausrichten und diese in ihre Entscheide einbeziehen.

Es braucht jemanden, der sich als Leiter des Teams zur Verfügung stellt und gleichsam die Moderation übernimmt.

Es gilt, im Team gemeinsam die Lage zu beurteilen, wo nötig gemeinsam zu entscheiden, den Informationsgleichstand sicherzustellen und die Information nach aussen abzusprechen. Nach dem Einsatz ist der Ernstfall auch für die Verbesserung der künftigen Zusammenarbeit zu nutzen, und es ist sicherzustellen, dass die Retter allenfalls traumatisierende Erlebnisse verarbeiten können.

Der “Brand der Feuerwehr A” sollte zum “Brand im Hause der Familie B” werden.

Konfrontation mit dem Tod
Einsatznachsorge bei der Polizei als Möglichkeit der Bewältigung

Rita Dünki-Arnold

Es gibt Unfälle, bei denen die Beteiligten - wie durch ein Wunder - unversehrt bleiben, wie beispielsweise einer Notiz aus dem "Landboten", der Winterthurer Tageszeitung, vom 7. August 1998 zu entnehmen ist: "Wie durch ein Wunder stieg der Lenker dieses Personenwagens nur leicht verletzt aus dem zwischen zwei Lastwagen zusammengedrückten und übriggebliebenen Blech." Doch nicht alle Menschen haben soviel Glück, und der Tod ist immer wieder eine Unfallfolge, mit der Polizistinnen und Polizisten im Dienst konfrontiert werden. Im folgenden möchte ich näher darstellen, wie ein solches Ereignis bei der Polizei verarbeitet wird.

Dabei kann es nicht nur darum gehen, eine "perfekte" Organisation der Einsatznachsorge vorzustellen, denn dies würde nicht der Realität entsprechen. Wir haben bei der Stadtpolizei Winterthur keine Patentlösungen gefunden, im Gegenteil - wir stehen mit diesem Thema erst am Anfang. Es gehört zu meinen Aufgaben als Kommunikationsberaterin, auf die psychologische

Wichtigkeit der Einsatznachsorge hinzuweisen und dafür Gefässe zu schaffen.

1. Konfrontation mit dem Tod

Es gibt verschiedene Ursachen, aufgrund derer Polizistinnen und Polizisten während der Arbeit mit dem Tod konfrontiert werden; die Ereignisse lassen sich einteilen in:

a) Unfall (Arbeitsunfall, Verkehrsunfall)
b) Aussergewöhnlicher Todesfall, Selbsttötung sowie
c) Tötungsdelikte und Tod als Folge polizeilicher Schussabgabe

Zum letztgenannten Ereignis, der Schussabgabe mit Todesfolge, ist zu sagen, dass dies für die Betroffenen sicher eine besonders dramatische Form der seelischen Belastung darstellt. Glücklicherweise ist dieser Vorfall sehr selten; wir haben dies während der letzten zehn Jahre kein einziges Mal erlebt. Polizistinnen und Polizisten, die einen Menschen getötet haben, benötigen für die Verarbeitung des Erlebten Hilfe, und zwar zunächst völlig unabhängig von der Schuldfrage. Sie stehen unter einer Art Schock und müssen lernen, dass die Reaktionen von Körper und Seele normale Antworten auf den Vorfall sind. Bei sorgsamer Begleitung durch die Schock- und Depressionsphase hindurch kann die körperliche und seelische Rehabilitation erreicht werden.

Die Statistik der Verkehrsunfälle zeigt, dass im Jahr 1997 auf Stadtgebiet Winterthur vier Todesfälle zu verzeichnen waren. Tötungsdelikte gab es 1997 einen auf Stadtgebiet Winterthur. Das Schwergewicht liegt bei den aussergewöhnlichen Todesfällen; hier gibt es monatlich mehrere Fälle, zu welchen die Polizei gerufen wird und oft als erste am Ort dem Tod begegnet. Zu aussergewöhnlichen Todesfällen gehören Selbsttötungen, aber auch Menschen, die zu Hause allein sterben. Es kann sein, dass ein Polizist oder eine Polizistin pro Jahr bei drei bis vier Todesfällen im Einsatz ist. Es kommt aber auch vor, dass ein Polizist oder eine Polizistin in all den Berufsjahren fast nie dann Dienst hat, wenn es um Leben und Tod geht. Es ist seltsam - die einen scheinen dem Todesengel immer wieder zu begegnen und andere nicht.

Einen ersten Kontakt mit dem Tod erhalten die Aspirantinnen und Aspiranten während der Ausbildung beim Besuch des Instituts für Rechtsmedizin in Zürich. Hier werden ihnen verschiedene Leichen vorgestellt. Diese Wissensvermittlung ist nicht für alle leicht verdaubar.

Mein Ziel ist es, die diesjährige Aspirantenklasse, bei der ich Psychologieunterricht erteile, beim Besuch zu begleiten und anschliessend mit ihnen über die Eindrücke zu reden. Warum tue ich dies und denke nicht einfach: Die jungen Leute müssen lernen, damit selber fertig zu werden? Schliesslich müssen sie sich abhärten für ihren Beruf. Für einige wird es das erste Mal sein, dass sie eine Leiche sehen. Diese Situation bringt Fragen zum eigenen Sterben auf. Ich bin sicher, wer über den Tod, auch den eigenen Tod, nicht nachdenkt, der tut sich schwer, auf der Unfallstelle einfühlsam zu reagieren und den Hinterbliebenen das zu geben, was sie so dringend brauchen: das Gefühl des Verstehens und menschliche Nähe. Oft ist es so, dass gerade Polizistinnen und Polizisten, die Eindrücke der Konfrontation mit dem Tod verdrängen, sogar Witze darüber machen, in alltäglichen zwischenmenschlichen Konfliktsituationen Mängel im Verständnis, im Mitgefühl und in ihrer Offenheit zeigen. Ihre Kollegen und Kolleginnen hingegen, die den Tod zumindest nicht bagatellisieren, können auch im allgemeinen Umgang eher Menschlichkeit vermitteln.

Im folgenden möchte ich Situationen schildern, wo Einsatznachsorge nötig wird. Es geht um Situationen, die von den einzelnen die Fähigkeit verlangen, mit Belastungen, Stress, aussergewöhnlichen Momenten umgehen zu können.

Eine solche Situation ist zum Beispiel folgende: Ein Polizist sitzt mit seiner Familie am Mittagstisch. Gerade erst Eltern geworden, freuen sich Vater und Mutter über die ersten Sprechversuche der kleinen Tochter. Nach dem Essen kehrt der Mann zum Dienst zurück. Ausrücken - ein Unfall - ein Mädchen - auf dem Weg zum Kindergarten - vom Bus überfahren. Das Kind rannte auf die Strasse, der Stimme seiner Freundin auf der gegenüberliegenden Seite folgend. Den Anblick des flachgedrückten Kopfes wird der Polizist und Vater einer kleinen Tochter nie mehr vergessen.

Bei meinen Befragungen im Korps über Todesfälle, die besonders nahe gingen, erwähnten die Leute immer wieder den Tod von Kindern.

Eine besondere Fähigkeit ist es, am Ort mit den Angehörigen respektvoll umzugehen. Die Polizei ist oft als erste am Unglücksort. Folgender Fall: Auf dem Dachstock erhängt sich ein Mann. Neben der baumelnden Leiche schreit verzweifelt seine Frau. Der Polizist fühlt sich überfordert, nebst fachlich richtigem Handeln noch die Frau zu beruhigen.

Oder ich denke an die Geschichte eines Polizisten, der mir von einer Verfolgungsjagd erzählte: "Wir verfolgten im Auto zwei mutmassliche Täter. Plötzlich verliessen sie das Fluchtauto und verschwanden im Dunkeln. Auf meinen Zuruf: 'Ergeben Sie sich, oder ich schiesse!' trat eine Gestalt ins Licht, mit einem Gegenstand in der Hand. Ich schoss, weil ich mich von einer Waffe bedroht fühlte. Zum Glück wurde niemand verletzt oder gar getötet. Die Täter ergaben sich, sie trugen keine Waffen auf sich." Obwohl der Vorfall mehrere Jahre zurücklag, wurde der Mann während des Erzählens wieder von denselben Gefühlen gepackt wie damals, als es geschah: Seine Stimme zitterte, die Gesichtshaut war gerötet, der Puls ging schnell. Es brauchte Jahre, bis er überhaupt mit jemandem über das Geschehene reden konnte.

2. Nachbearbeitung und Verarbeitung eines Einsatzes mit Todesfolge

Verlässt der Polizist oder die Polizistin den Ort des Geschehens, ist die Arbeit nicht vorbei. Die Nachbearbeitung, welche ich im folgenden beschreibe, ist jedoch bereits ein Teil der Nachsorge.

Benachrichtigen der Angehörigen

Die Polizisten und Polizistinnen stehen vor der sehr oft schwierigen Aufgabe, am Unfallort oder nach dem Geschehen den Angehörigen die Todesnachricht zu überbringen. Ich vergesse nie, wie mir ein Polizist erzählte, mit welchen Gefühlen er den Eltern soeben die Todesnachricht ihres Sohnes überbracht hatte. In seinem Gesicht stand das auch für ihn Unfassbare geschrieben; die Schwere, welche auf ihm lastete, war für mich eindrücklich spürbar.

Zu diesem Punkt gehört aber auch eine andere Begebenheit: Ein Mann stirbt am hellichten Tag in seinem Garten. Seine Frau kommt nichtsahnend nach Hause und wird von einem Polizisten mit den Worten empfangen: "Sie können Ihren Mann auf dem Friedhof besuchen." Dieses Verhalten zeigt die Unfähigkeit, einfühlsam und respektvoll mit Gefühlen umzugehen. Vielleicht eine Folge von zuviel Unverarbeitetem?

Institutionalisierte Einsatznachsorge

Da man sich der Gefahren bewusst ist, die unverarbeitete Ereignisse bergen können, stehen den Betroffenen innerhalb der Stadtpolizei Winterthur verschiedene Möglichkeiten offen, über die Eindrücke und Gefühle während eines Einsatzes zu reden.

a) Im Team:
Zurück im Polizeigebäude, trifft man sich in der Küche und tauscht sich über das Geschehene aus. Manchmal geschieht dies ernsthaft, sehr oft jedoch werden Situationen zynisch, also ehrfurchtslos erzählt. Wichtig finde ich bei diesem Teil der Nachsorge, dass sich die Betroffenen nicht verschliessen, sondern über das reden, was wirklich ist.

b) Mit dem Vorgesetzten:
Ich denke, dies ist ein wesentlicher Punkt der Einsatznachsorge. Es ist für die Betroffenen jedoch oft nicht leicht, das Gespräch zu suchen, um eine Situation zu verarbeiten. Die erste Handlung ist oft nicht, auf einen Menschen zuzugehen und sich mitzuteilen. Oder dann geschieht der Austausch oberflächlich, das wirkliche Geschehen wird verdrängt. Deshalb kommt dem Vorgesetzten eine sehr wichtige Rolle zu: Er muss die Betroffenen beobachten, immer wieder einfühlsam nachfragen, was in der Gefühls- und Gedankenwelt abläuft, respektvoll wahrnehmen und begleiten, was geschieht. Die Unterstützung muss von aussen kommen, weil man im Moment oft nicht in der Lage ist, allein mit den Gefühlen und Gedanken fertig zu werden.

c) Durch Aus- und Weiterbildung:
Neben den Seminaren, die polizeiliches Fachwissen und polizeiliche Fertigkeiten vermitteln, gehören im Blick auf die Verarbeitung von Belastungen besonders solche Veranstaltungen dazu, die der zwischenmenschlichen Kommunikation dienen, die soziale Kompetenz fördern, gesellschaftliche Zusammenhänge erkennen lassen, Orientierung im Leben aufzeigen und zur Persönlichkeitsentwicklung beitragen. Hiermit soll ein Beitrag dazu geleistet werden, Einsätze besser zu verarbeiten. Bei der Stadtpolizei Winterthur legen wir sehr viel Wert auf diese Themen. So haben wir zum Beispiel Verhaltensgrundsätze entwickelt, die dazu führen, die polizeiliche Tätigkeit mit berufsethischen Au-

gen zu sehen und beim polizeilichen Handeln Mass an den Menschenrechten zu nehmen

Die drei Verhaltensgrundsätze:

Professionalität

Ich bin mir meiner Macht als Polizist, als Polizistin bewusst und gehe damit verantwortungsvoll und professionell um.

Persönlichkeit

Ich nutze meine Stärken und arbeite an meinen Schwächen.

Ethik

Ich achte alle Menschen, auch in schwierigen Situationen.

Persönliche Verarbeitung

Nebst der institutionalisierten Einsatznachsorge bleibt es einem nicht erspart, für sich ganz allein den Prozess der Verarbeitung durchzugehen. Wie das gemacht wird, ist individuell sehr verschieden. Wer ständig mit beruflichen Belastungen leben muss, weiss, wie hilfreich verständnisvolle und verlässliche Menschen im privaten Umkreis sind. Die einen versuchen, mit Sport den Ausgleich zu finden, andere finden Ruhe im Zusammenhang mit religiösen, sinnstiftenden Themen.

3. Was geschieht nach hochbelastenden Erfahrungen?

Was läuft ab, wenn ein Polizist oder eine Polizistin einen toten Menschen antrifft? Schock, Stress, Verdrängung: Je nach Situation werden diese Gefühle stärker oder schwächer sein. Bei Todesfällen, die sich äusserlich dramatisch präsentieren, wo zum Beispiel viel Blut geflossen ist, ist der Stress meistens sehr hoch. Die einen, geschickt im Verdrängen, glauben, gut mit den aufwühlenden Gefühlen und Körperreaktionen fertig zu werden. Andere, welche schlechter verdrängen können, brauchen schneller Nachsorge. Irgendwann jedoch spüren alle die Folgen einer hochbelastenden Erfahrung. Ich möchte dazu eine Studie aus Deutschland vorstellen, die 1997 veröffentlicht wurde: Drei Psychologinnen der Universität Hamburg befragten Feuerwehrleute sowie Polizisten und Polizistinnen nach hochbelastenden Erfahrungen in ihrem Berufsalltag und wie sie damit fertig werden. Die Teilnehmer der Untersuchung waren im Mittel 36 Jahre alt und hatten eine 15jährige Berufserfahrung. Alle hatten mindestens einmal hochbelastende Einsätze erlebt, die sie mit Toten, Sterbenden, Schwerverletzten, eigener Lebensgefahr oder Verletzung konfrontierten.

Die drei Hamburger Psychologinnen stellten fest, dass mehr als die Hälfte der Feuerwehrleute und etwa ein Drittel der Polizisten und Polizistinnen zum Zeitpunkt der Untersuchung immer noch unter bedrängenden und sehr belastenden Erinnerungen litten, wenn sie an die Geschehnisse dachten. Neun Prozent der Feuerwehrleute und fünf Prozent der Polizisten litten an einer voll ausgeprägten Posttraumatischen Belastungsstörung. Das heisst, sie litten sowohl an bedrängenden Erinnerungen als auch an erhöhter Erregung, die sich unter anderem in Schlaf- und Konzentrationsstörungen oder Schreckhaftigkeit äussert, und hatten Erinnerungsstörungen. Sie versuchten, Situationen zu vermeiden, die an das Trauma erinnerten, also an die Situation, welche die Störung des seelischen Gleichgewichts bewirkte hatte.

Direkt im Anschluss an extrem belastende Einsätze versuchte etwa die Hälfte der Teilnehmer, ihre Eindrükke durch Gespräche mit Kollegen oder Partnerinnen und Partnern zu verarbeiten. 13 Prozent der Polizistinnen und Polizisten und vier Prozent der Feuerwehrleute berichteten über verstärkten Konsum von Alkohol.

Warum erwähne ich diese Studie aus Deutschland? Es ist die erste Studie überhaupt, welche für diese Berufsgruppe gemacht worden ist. Die Traumaforschung ist bisher in den deutschsprachigen Ländern noch nicht sehr umfangreich. Es zeigt sich auch, dass das Thema der Einsatznachsorge (d.h. überhaupt darüber reden, was einen nach einem Einsatz wirklich beschäftigt) sehr tabuisiert wird. Viel eher verdrängt man immer noch die Gefühle und belächelt jene, welche sich in Diskussionsgruppen zusammenfinden und miteinander über Probleme reden.

Wann wird Hilfe notwendig?

Die Erlebnisse bei belastenden Erfahrungen steckt niemand so leicht weg, auch wenn man gut trainiert und in langjähriger Tätigkeit erprobt ist. Es kann sein, dass aussergewöhnliche Einsätze so nachhaltig beeindrukken, dass schnelle Hilfe notwendig wird. Wenn zum Beispiel stets die Bilder des Geschehens zwanghaft vor Augen stehen, wenn schreckliche Träume immer wiederkehren, wenn ein Gefühl der Isolierung auftritt, wenn schliesslich massive Schlafstörungen, erhöhte Reizbarkeit, mangelnde Konzentration dazukommen, dann handelt es sich, wie bereits oben erwähnt, um eine sogenannte "Posttraumatische Belastungsstörung". Hier ist die kompetente Hilfe von Medizinern, Psychologen und Seelsorgern gefordert, um in Gesprächen, Seminaren und vielleicht auch in Therapien das Erlebte aufzuarbeiten.

4. Konkrete Massnahmen

Polizeibeamte sind, wenn sie ihren Beruf ergreifen, dazu bereit, Ausnahmesituationen und die Summe der gewöhnlichen Situationen, mit denen sie bei ihrer Tätigkeit konfrontiert werden, professionell zu meistern. Dazu werden sie aus- und fortgebildet. Um aber den besonderen Belastungen gewachsen zu sein, brauchen Polizeibeamte weitgehend gute Bedingungen am Arbeitsplatz, ausreichend Möglichkeiten der Weiterbildung sowie öffentliche Akzeptanz. In jedem Fall müssen Polizeibeamte, die sich hochmotiviert für das Gemeinwohl der Bürger engagieren, von aussergewöhnlichen Belastungen frei sein.

Um dieses Ziel zu erreichen, bestehen bei der Stadtpolizei Winterthur nebst der bereits erwähnten Möglichkeit der internen und externen Weiterbildung folgende Gefässe für die Einsatznachsorge:

Teamgespräche

Ich habe bereits darauf hingewiesen, wie wichtig die Rolle der Vorgesetzten ist, um möglichst frühzeitig Unterstützung zu bieten und den Betroffenen zu helfen, mit aussergewöhnlichen Belastungen umzugehen. Die Teamgespräche finden monatlich in jeder Dienstgruppe statt. Sie werden vom Einsatzleiter oder Dienstchef geleitet. Zielsetzungen sind:

- Optimierung der Teamleistung
- Lernen am konkreten Beispiel
- Entlastung und Konfliktbewältigung

Coaching-Gruppen

Seit 1994 besteht dieses Gefäss, zuerst unter dem Namen Supervisionsgruppe. Seit 1996 leite ich diese inzwischen zwei Gruppen. Es geht darum, die Teilnehmenden, welche bei der Ausübung ihres Berufes und innerhalb des Korps mit schwierigen und belastenden Erlebnissen konfrontiert werden, zu unterstützen und zu begleiten. Somit bietet diese Gruppe Hilfe im Umgang mit Stress und Belastungen. Die Teilnahme ist freiwillig, die Zusammensetzung umfasst verschiedene Hierarchiestufen. Wir treffen uns monatlich.

Coaching-Lernprogramm

Das Coaching-Lernprogramm kommt für das gesamte Kader der Stadtpolizei Winterthur zur Anwendung. Es werden zweckmässig zusammengesetzte Gruppen gebildet, die am Programm teilnehmen. Den Anfang haben wir nun gemacht mit der Gruppe der Einsatzleiter. Das Programm ist auf mehrere Jahre hinaus angelegt. Die einzelnen thematischen Seminare finden in Abständen von einem oder zwei Monaten statt und dauern jeweils einen halben Tag. Die Themen umfassen alle Bereiche der Führung. Wir leiten diese Seminare als Viererteam: der Organisationsberater der Stadt Winterthur, als Vertreter der Polizei der Chef Einsatz und Planung und der Chef Aus- und Weiterbildung, sowie ich als Kommunikationsberaterin.

Einzelberatung
Meine Tür steht offen für alle zivilen und uniformierten Mitarbeiterinnen und Mitarbeiter der Stadtpolizei Winterthur, unabhängig von ihrer Funktion. Wer ein vertrauliches Gespräch wünscht, kann sich jederzeit bei mir melden. Je nach Situation verweise ich die Ratsuchenden auch weiter.

Zusammenfassend möchte ich sagen, dass ich als wichtigste Punkte für die Einsatznachsorge folgendes sehe:
- Begegnen Sie auch einem sterbenden/verstorbenen Menschen mit Respekt, Würde und Achtung.
- Verschliessen Sie sich nicht vor dem, was bewegt, sondern reden Sie über das, was Sie bewegt.
- Nehmen Sie Ihre Gefühle und Reaktionen ernst.

Als Abschluss eine kurze Geschichte zu Sodom und Gomorrha: Wissen Sie, warum der liebe Gott Lots Frau ausgerechnet in eine Salzsäule verwandelt hat? Gott hatte Mitleid mit ihr, denn sie hatte Schreckliches gesehen, und Gott wusste, dass ein Mensch mit dieser Erinnerung nicht weiterleben kann.

Ich wünsche uns allen, dass wir mit belastenden Situationen so umgehen können, dass sie uns schliesslich bereichern und nicht erdrücken.

Im Wettlauf mit der Zeit

Roland Wenger

Die Eskalation eines Ereignisses zum grossen Schadenereignis oder bis zur Katastrophensituation lässt die Belastung der Kommunikationssmittel schlagartig ansteigen. Das öffentliche Telefonnetz bricht in der betroffenen Region zusammen. Die Einsatzführung entschliesst sich zum Vorgehen gemäss vorbereiteten Einsatzdispositiven, z.B. gemäss Dienstbefehl für den Katastropheneinsatz, auf Grund dessen besondere Abmachungen und Vereinbarungen zum Tragen kommen.

Sofortmassnahmen für die Alarmierung der Rettungskräfte (Partner in der kantonalen Katastrophenorganisation) werden ergriffen. Die Polizei versucht als erste Massnahme Rettungsachsen (mindestens eine) zwischen dem Ereignisort und dem Hospitalisationsraum (Spitäler) freizuhalten, damit die anrollenden Rettungsdienste möglichst unbehindert zirkulieren können.

Durch die Auslösung des Katastrophenalarms werden bei allen Partnern im Rettungswesen (Feuerwehren, Sanitätskorps Stadt Zürich, Flughafen-Rettungsdienste) die Notfallpläne ausgelöst. Die Folge davon ist (wie intern bei der Kantonspolizei) eine Vervielfältigung der Einsatzkräfte - und Mittel. Die Einsatzzentralen der

Feuerwehren und der beiden Sanitätskorps werden in eigener Sache aktiv und nehmen Alarmierungen ihrer Kräfte in Angriff. Spitäler werden von den Sanitäts-Einsatzzentralen über den möglichen Grossanfall von Patienten vorinformiert und können so auch ihre für das Grossereignis vorbereiteten Notfallorganisationen aktivieren.

All diese Massnahmen dienen zur Vervielfältigung der Einsatzkräfte und Mittel. Nach Überwindung der ersten chaotischen Phase versucht die Polizei die Tätigkeit der eingesetzten Rettungskräfte (Feuerwehr, Sanität, Ärzte) zu koordinieren. Die Führung auf dem Schadenplatz obliegt dem Schadenplatzkommandanten der Feuerwehr. Die Führung des gesamten Katastrophen-einsatzes ist Pflicht und Aufgabe des Kommandanten (Stellvertreter) der Kantonspolizei (§ 5 der Verordnung zum Gesetz betr. das Kantonspolizeikorps).

In den Städten Zürich und Winterthur, die eigene Katastrophen-Einsatzdispositive haben, wird die Gesamtleitung in der Regel den Stadtpolizeikommandanten überlassen oder die Führungskompetenz wird speziell abgesprochen.

Zu diesem Zwecke wird am Schadenort eine vorbereitete Führungs-Infrastruktur eingerichtet. Mit Hilfe des Polizeifunknetzes, geführt aus der Mobilen Einsatzzentrale (MEZ) und ausgeführt durch Polizeifunktionäre mit Handfunkgeräten, als Funker bei allen beteiligten Einsatzleitern der Rettungsdienst-Partner, werden die Verbindungen untereinander sichergestellt.

Die eigenen Funknetze der Rettungsdienst-Partner dienen der Feinverteilung untereinander. Wie Ernstfälle immer wieder zeigen (Eisenbahn-Unglück Eschede/D,

3. Juni 1998), kann nur ein einheitlich flächendeckendes Führungsfunknetz der leitenden Organisation die Verbindungen sicherstellen. Auch die Kennzeichnung der Führungskräfte mit angeschriebenen Funktionen auf den Einsatzkleidern ist eine absolute Notwendigkeit. Im erwähnten Katastropheneinsatz liessen diese beiden Punkte einmal mehr zu wünschen übrig.

Die Absperrungen (äusserer Absperring = grossräumige Verkehrsumleitung/innerer Absperring = kompakte Absperrung um den unmittelbaren Schadenplatz) werden ebenfalls durch die Kantonspolizei, gestützt durch Gemeindepolizei, Feuerwehr-Verkehrszüge und weitere Hilfskräfte aufrechterhalten. Das Freihalten eines Wendeplatzes (Kehrplatz für vorerst nicht benötigte Einsatzfahrzeuge) und das Einweisen der Rettungsfahrzeuge sind weitere erste Aufgaben am Ereignisort.

Weitere Aufgaben der Polizei sind: die Zutrittskontrolle beim Schadenplatz und die Unterstützung bei den Bergungsarbeiten. Die Kriminalpolizei sorgt für das Erfassen von Personalien und arbeitet zusammen mit dem Institut für Rechtsmedizin bei der Identifikation der Opfer. Diese Massnahmen dienen auch der Beweissicherung und Ursachenabklärung zuhanden der zuständigen Untersuchungsbehörde. Weitere Aufgaben sind: Überwachung evakuierter und gesperrter Objekte und laufende Information an die betroffene Bevölkerung. Dokumentation und Rapporterstattung, Mithilfe bei den Rückführungstransporten der Todesopfer in Zusammenarbeit mit den Bestattungsämtern, sind abschliessende Aufgaben, die die Kantonspolizei auf Grund ihrer vorhandenen Infrastruktur ausführen kann.

Ein grosses Schadenereignis kann nur bewältigt werden, wenn alle beteiligten Rettungskräfte- und Hilfsinstitutionen ihre Einsatzvorbereitungen stets aktuell halten und sich gegenseitig darüber informieren. Die vielen im Kanton Zürich vorhandenen Einsatzkräfte- und Mittel, stellen, wenn sinnvoll zusammengearbeitet wird, eine grosse Sicherheit dar.

Die Rolle und Bedeutung der Autopsie bei der Verarbeitung eines plötzlichen unerwarteten Todesfalles

Renata Flury-Frei

Reaktionen bei einem plötzlichen Tod

Bei einem plötzlichen, unerwarteten Todesfall steht am Anfang die Fassungslosigkeit - man kann es nicht glauben, verstehen, erklären, sucht nach möglichen Vorzeichen, welche dem Tod vorausgegangen sind. Man ist vielleicht auch beunruhigt, dass einem Ähnliches widerfahren könnte. Man will es nicht akzeptieren. Warum? Warum? Man stellt sich Erklärungen vor und kann es sich doch nicht erklären.

Die Autopsie kann auf einige dieser drängenden Fragen Antworten geben. Mit sachlichen Informationen möchte ich über den Sinn und den Ablauf der Autopsie sowie deren Bedeutung für die ärztliche Tätigkeit, beispielsweise zur Kontrolle der medizinischen Behandlungen, aufklären. Zudem hat die Autopsie Bedeutung für die Angehörigen bei der Bewältigung eines Todesfalles. Im speziellen möchte ich folgende Gesichtspunkte besprechen:

- Information über die Autopsie allgemein, Erklärung der Begriffe, verschiedene Arten der Autopsie (klinische, gerichtliche/forensische Obduktion);

- Information, was bei einer Autopsie gemacht wird (Autopsietechniken, Röntgenuntersuchungen);

- Information über mögliche Untersuchungen an Gewebeproben;

- Information über Fragen im Zusammenhang mit Autopsie (Verweigerungsrecht, Teilsektion);

- Beispiele von Patientengeschichten und die Bedeutung der Autopsieergebnisse für die Angehörigen.

Die Autopsie (Synonym: Obduktion oder Sektion) ist ein medizinischer Eingriff am Leichnam. Er wird dann durchgeführt, wenn schon alles "vorbei" ist. Darum ist der Gedanke an die Durchführung einer Autopsie bei manchen Angehörigen mit so vielen negativen Gefühlen verbunden. Dann, wenn das Leiden überstanden ist, dann, wenn ein plötzlicher Tod ein Leben ausgelöscht hat, gerade dann soll der Tote nicht einfach ruhen dürfen, sondern sein toter Körper soll noch aufgeschnitten werden? Der Gedanke daran ist für viele Angehörige fast unerträglich oder nicht akzeptabel. Man kann sich einfach nicht vorstellen, dass das dem Angehörigen auch noch zugemutet werden soll oder darf. Man kann sich oft auch nicht vorstellen, was das denn überhaupt - und wenn ja, wem - noch etwas nützen oder helfen soll.

1. Durchführung der Autopsie

Bei der Autopsie handelt sich um eine ärztliche Handlung am Toten, die durchschnittlich zwischen ein und vier Stunden dauert. Dabei wird der Körper des Toten eröffnet, und zwar nach einer vorgegebenen Technik. Die inneren Organe werden inspiziert und ihre Beziehung zueinander studiert und dokumentiert. Anschliessend werden die Organe sorgfältig aus dem Körper entfernt. Sie werden gewogen und gemessen und dann entsprechend der Fragestellung weiter untersucht. Eventuell werden Röntgenuntersuchungen (z.B. des Herzens) angeschlossen. Anschliessend werden Organproben entnommen, welche mikroskopisch weiteruntersucht werden. Nach Entnahme der Proben wird ein Teil der Organe in den Leichnam zurückgegeben und die Wunde mit einer Naht verschlossen. Der Leichnam wird dann eingekleidet und in den Sarg gelegt, ohne dass Spuren der vorausgegangenen Autopsie sichtbar sind. Der Tote kann nach der Autopsie in einem Abschiedsraum den Angehörigen übergeben und von ihnen besucht oder zum Friedhof überführt werden.

Nach der Autopsie kann es noch längere Zeit (Tage bis mehrere Wochen) dauern, bis die letzten Untersuchungsergebnisse vorliegen. Die entnommenen Organproben werden in eine Fixationsflüssigkeit gegeben, die eine Zersetzung des Gewebes verhindert. Einige Tage später werden sie in kleinere Proben geteilt und diese weiterverarbeitet, so dass am Schluss auf Glasplättchen aufgezogene Gewebeschnitte von 1 bis 4 Tausendstelmillimeter Dicke vorliegen, die je nach Fragestellung gefärbt und anschliessend von einem Arzt im Mikroskop untersucht werden. Dann wird die endgültige Diagnose gestellt. Wenn die Untersuchungen abgeschlossen sind, werden die aufbewahrten Organproben in einen "stillen Sarg" zur Kremation gegeben.

2. Wann wird eine Autopsie durchgeführt?

2.1 Die klinische /akademische Autopsie

Bei Patienten, die in einem öffentlichen Spital sterben, wird in der Regel eine Autopsie angestrebt. Die Spitäler unterstehen dabei unterschiedlichen Regelungen, die auch je nach Kanton unterschiedlich sind. In den Spitälern des Kantons Zürich besteht in der Regel die sogenannte Einspruchsregelung. Dies bedeutet, dass grundsätzlich bei jedem Patienten, der im entsprechenden Spital stirbt, eine Autopsie durchgeführt werden darf, vorausgesetzt dass der Patient vor dem Tod oder die Angehörigen nachher eine solche nicht verweigern. In letzter Zeit hat diese Regelung aber oft Probleme aufgegeben, da Angehörige von diesem Recht zum Teil nichts wussten oder überhaupt nicht wussten, dass eine Autopsie geplant war. Es ist deshalb üblich geworden, grundsätzlich bei den Angehörigen die Einwilligung zu einer Obduktion einzuholen. So werden Angehörige oft kurz nach dem Tod eines Verwandten um die Einwilligung zur Autopsie gebeten, da eine Autopsie aus medizinischer Sicht möglichst bald nach dem Tode durchgeführt werden sollte. Zu diesem Zeitpunkt aber sind Angehörige voller Trauer und Schmerz, und es ist nicht verwunderlich, dass sie bei der Bitte um die Durchführung einer Autopsie oft ablehnen. Es ist deshalb sehr wichtig, mit den Angehörigen in Ruhe zu besprechen, weshalb die behandelnden Ärzte eine Autopsie durchführen möchten, und aufzuzeigen, welche Fragen dank einer Autopsie wahrscheinlich beantwortet werden könnten. Wichtig ist auch, den Angehörigen anzubieten, dass man sie über die Ergebnisse dieser Untersuchung später informieren und sie mit ihnen besprechen würde. Wenn nötig, sollte auch eine Bedenkzeit eingeräumt werden, bis die Angehörigen sich für oder gegen eine Autopsie entscheiden. Es hat sich nämlich gezeigt, dass die Fragen oft erst später kommen und sich gelegentlich Angehörige rückblickend doch eine Autopsie gewünscht hätten.

2.2 Die gerichtlich verfügte Autopsie

Sie wird bei aussergewöhnlichen Todesfällen im Spital oder ausserhalb verfügt. Es handelt sich dabei um Todesfälle, die im Zusammenhang mit Unfällen oder ohne erkennbare äussere Ursache unerwartet auftreten (beispielsweise der Tod eines jungen Menschen beim Sport oder ein Tod ohne vorausgegangene bekannte ernsthafte Krankheiten), oder um solche in Zusammenhang mit einer kriminellen Handlung. Dann erteilt die Bezirksanwaltschaft in Absprache mit dem Bezirksarzt oder der Polizei den Auftrag zur Autopsie.

3. Patientengeschichten

Was aufgrund einer Autopsie diagnostiziert werden kann und was die Ergebnisse für die Angehörigen bedeuten können, möchte ich an nachfolgenden Fallbeispielen (gestellte Situationen, wie sie aber tatsächlich auftreten können) aufzeigen:

Patientengeschichte 1
Ein 32jähriger Mann erscheint am Morgen nicht zur Arbeit. Er wird gegen Mittag tot im Bett liegend zuhause aufgefunden. Er weist keine äusseren Verletzungen auf. Neben dem Bett liegen angebrochene Packungen Schmerzmittel.

Es liegt ein aussergewöhnlicher medizinischer Todesfall vor, und es wird eine Autopsie angeordnet. Vor allem sollen folgende Fragen beantwortet werden:

- Todesursache?
- Innere Krankheit?
- Suizid?

Befunde bei der Autopsie
Es lag eine ausgedehnte Blutung im Gehirn und unter den weichen Hirnhäuten vor bei einem Aneurysma (Gefässmissbildung) einer Hirnbasisarterie. Toxikologisch war keine Medikamentenvergiftung nachweisbar.

Diskussion
Es liegt eine innere Krankheit vor, die wahrscheinlich angeboren ist und bis zum Tode unerkannt war und durch eine Komplikation (Riss der Gefässmissbildung) zur Gehirnblutung und zum plötzlichen Tod geführt hat.

Wahrscheinlich hatte der Patient Kopfschmerzen verspürt und deshalb Schmerztabletten eingenommen. Die Blutung war aber derart schwer, dass der Patient schnell bewusstlos geworden sein dürfte und nicht lange leiden musste. Der Verdacht auf Suizid konnte genommen werden, was vor allem für die Angehörigen eine grosse Entlastung darstellte.

Patientengeschichte 2

Ein 38jähriger Mann klagt nach dem Mittagessen über leichte Magenschmerzen, legt sich hin und schläft ein. Eine Viertelstunde später findet die Frau ihren Mann leblos auf dem Sofa. Die avisierte Ambulanz kann nur noch den Tod feststellen. Aus der Vorgeschichte ging hervor, dass der Mann ein leichter Raucher und nie eigentlich krank gewesen war.

Es wird eine Autopsie angeordnet mit folgender Fragestellung:

- Todesursache?
- Vergiftung?
- Innere Krankheit?

Befunde bei der Autopsie

Es fand sich eine Herzvergrösserung mit Narben des Herzmuskels bei vorbestehender schwerer Herzkranzgefässkrankheit mit einer frischen sogenannten Polsterblutung in einem grossen Herzkranzgefäss. Todesursache war ein plötzlicher Herztod.

Diskussion

Der Patient hatte sich bis zum Todestag nie eigentlich krank gefühlt und hatte seiner Familie gegenüber nie

Beschwerden oder Schmerzen geäussert, die auf eine Herzkrankheit hingewiesen hätten. Trotzdem zeigt das Herz Veränderungen, die schon viel früher entstanden sind und Zeichen einer Sauerstoffmangelversorgung sind. Die Ursache besteht in einer Einengung der Herzkranzgefässe. Der Patient war jung und abgesehen von wenig Nikotin waren keine Risikofaktoren für eine Verengung der Herzkranzgefässe bekannt. Durch Nachfragen bei der Familie erfährt man, dass der Vater auch sehr früh plötzlich gestorben sei, ohne dass man den Grund genau wusste. Es könnte deshalb eine familiäre Belastung mit Fettstoffwechselstörungen, Bluthochdruck oder nicht bekannter Zuckerkrankheit vorgelegen haben, von denen der Patient nichts gewusst und gemerkt hatte. Angehörige des Patienten (beispielsweise Geschwister und Kinder) können diesbezüglich abgeklärt werden, und möglicherweise kann bei ihnen eine solche Veranlagung diagnostiziert und behandelt werden, so dass bei den Verwandten das entsprechende Risiko für einen frühen Tod gesenkt werden kann.

4. Diskussion

Angehörige sehen primär oft keinen Sinn in einer Autopsie und lehnen diese ab, vor allem wenn sie unter Druck oder überraschend reagieren müssen. Auch wenn der Tod erwartet wurde, tritt er oft doch zu einem unerwarteten Zeitpunkt auf, gelegentlich in Abwesenheit der Angehörigen. Oft tauchen erst viel später dann Fragen auf. Hätte der Patient auch sterben müssen, wenn man ihn früher ins Spital gebracht hätte, wäre die

Krankheit dann noch nicht so fortgeschritten gewesen? Wie fortgeschritten war denn die Krankheit überhaupt? Hat der Patient am Schluss noch leiden müssen? Hatte der Patient noch andere Krankheiten, von denen man nichts gewusst hatte und die schliesslich zum Tod führten? War die Krankheit überhaupt richtig erkannt und interpretiert worden, oder lag eventuell noch etwas anderes vor?

Die Stärke der Autopsie ist es, objektiv Befunde erheben zu können, die meist eindeutig sind oder zusammen mit den klinischen Befunden und der Vorgeschichte interpretiert werden können. Es gelingt, die Veränderungen an allen Organen zu erfassen und in einen Zusammenhang zu setzen und die Geschichte des Patienten erklären zu können. Allerdings bleiben gelegentlich auch nach einer Autopsie noch Fragen offen. Deshalb ist eine gute Zusammenarbeit mit den behandelnden Ärzten nötig, damit die Befunde interpretiert werden können. Deshalb wird bei verstorbenen Spitalpatienten, die autopsiert werden durften, wöchentlich mit den behandelnden Ärzten eine Zusammenkunft durchgeführt, wo die klinischen Befunde und unsere Autopsiebefunde demonstriert und zusammen diskutiert werden. Es hat sich im Gespräch gezeigt, dass es für Angehörige schwierig ist, unmittelbar nach einem Todesfall mit einer Autopsie konfrontiert zu werden, dass es wichtig ist, dass man ihnen erklärt, weshalb eine Autopsie gewünscht wird und was man sich davon verspricht, und dass ein paar Stunden Bedenkzeit angeboten werden können, bevor sie sich für oder gegen die Autopsie entscheiden müssen. In Einzelfällen besteht die Möglichkeit zur Teilsektion (beispielsweise nur Untersuchung des Herzens). Oft treten Fragen erst nach Wochen auf, wenn eine Autopsie nicht mehr durchgeführt werden kann. Es fehlt dann die letzte Gewissheit über die genauen Krankheitsvorgänge vor dem Tod, was neue Fragen aufwerfen und belasten kann. Dort könnten Autopsieergebnisse Fragen klären und somit entlasten. Die Autopsie ist die letzte Untersuchungsmöglichkeit eines Patienten, eine ärztliche Tätigkeit am Patienten nach dessen Tod. Die Ergebnisse sind für die Weiterlebenden bestimmt, sei es als letzte Gewissheit über die Krankheit für die Angehörigen, als Kontrolle von Diagnostik und Therapie für die behandelnden Ärzte oder als wichtiges Instrument des Studiums der Krankheiten an sich.

Rechtsfragen der Angehörigen

Peter Bettoni

Todesfälle sind oft nicht nur eine private Angelegenheit der betroffenen Angehörigen, sondern sprechen in aller Regel mehrere Rechtsgebiete an. Das bedeutet, dass sich die Angehörigen nebst der Trauerarbeit mit den Folgen in den verschiedensten Bereichen zu befassen haben. Der unerfahrene Beteiligte fühlt sich schnell überfordert oder läuft unter Umständen Gefahr, Überraschungen zu erliegen, denn die Komplexität der möglichen Verfahren kann unerwartet gross sein. Was zunächst als Strafsache oder Haftpflichtfall erscheint, entpuppt sich plötzlich als verwaltungsrechtlicher Fall, weil der UVG-Versicherer beispielsweise wegen Grobfahrlässigkeit des Getöteten seine Leistungen kürzt. Nicht selten kommt es auch zu existentiellen Fragen und Entscheidungen, welche den raschen Beizug eines rechtlich versierten Beraters als angezeigt erscheinen lassen.

Mit dem Aufkommen der Sozialversicherungen (AHV, UVG, BVG) hat sich der existentielle Druck insofern etwas gemindert, als bei der Mehrheit der Arbeitstätigen nunmehr 80-90% des versicherten Verdienstes abgedeckt sind. Dabei ist allerdings zu beachten, dass nicht alle UVG-versichert sind (Kinder, Schüler, Studenten, Hausfrauen, evtl. Selbständigerwerbende), Verunfallte erst ein geringes Einkommen hatten oder eine künftige, heute noch nicht versicherte Einkommenserhöhung (Lehrlinge, Berufsanfänger, Zwischenjobber, Werkstudenten, Wiedereinsteiger etc.) zu niedrigen UVG-Leistungen führt.

Mit Bezug auf die verschiedenen Todesursachen ist grundsätzlich zu unterscheiden zwischen Todesfolge mit Dritteinwirkung (z.B. Verkehrsunfälle, Arbeitsunfälle, Delikte usw.) und den Todesfällen ohne Dritteinwirkung, (z.B. nach Krankheit). Bei den Todesfällen mit Dritteinwirkung stellen sich im Gegensatz zu jenen ohne Dritteinwirkung regelmässig Fragen der Verantwortlichkeit Dritter, welche in aller Regel im Rahmen eines Strafverfahrens geklärt werden.

1. Todesfälle mit Dritteinwirkung

1.1 Beteiligung der Hinterbliebenen im Strafverfahren

Den Hinterbliebenen standen seit jeher Mitwirkungsrechte im Strafverfahren offen, welche in den kantonalen Strafprozessordnungen geregelt sind. Mit der Einführung des Opferhilfegesetzes wurde die Stellung der Geschädigten im Strafverfahren, so also auch der Hinterbliebenen, auf bundesrechtlicher Stufe massiv gestärkt. Das OHG kommt demjenigen zugute, der einen

Körperschaden erlitten hat, wobei in Todesfällen ein Teil der im OHG definierten Rechte auch dem Ehegatten, dessen Kindern und Eltern sowie anderen Personen, die dem Opfer in ähnlicher Weise nahestanden, zustehen (so bei der Beratung, bei der Geltendmachung von Verfahrensrechten und Zivilansprüchen, der Geltendmachung von Entschädigung und Genugtuung, soweit ihnen Zivilansprüche gegen den Täter zustehen).

Obschon die Tatbestände der fahrlässigen und der vorsätzlichen Tötung Offizialdelikte und die staatlichen Organe demzufolge von Gesetzes wegen zum Handeln verpflichtet sind (von den Angehörigen braucht es also nicht erst einen Strafantrag), stehen den Hinterbliebenen diverse Mitwirkungs- und Beteiligungsrechte zu, z.B.:

- Recht auf Einsicht der Akten;
- Teilnahmerecht an Einvernahmen;
- Teilnahmerecht an der Hauptverhandlung vor Gericht;
- Recht, gegen das Urteil ein Rechtsmittel einzulegen.

Diese Rechte können im Rahmen der Verarbeitung des Todes eines nahen Angehörigen nur schon darum wesentlich sein, wenn es beispielsweise darum geht, Klarheit über die Todesursache oder einen Unfallhergang zu erhalten. Hier kann die Akteneinsicht wertvolle Hilfe sein.

Wie bereits erwähnt, haben die Angehörigen (Ehegatte, Kinder, Eltern) darüber hinaus die Möglichkeit der Adhäsionsklage, d.h. das Recht, allfällige Ansprüche gegen den Verursacher oder Verantwortlichen im

Strafverfahren geltend zu machen und die Haftungsquote feststellen zu lassen. Auf diese Weise kann unter Umständen, namentlich in strittigen Fällen, ein langwieriger, zeit- und kostenintensiver Zivilprozess vermieden werden.

1.2 Aussergerichtliche Geltendmachung von Schadenersatz und Genugtuung

Oft führen aussergerichtliche Verhandlungen mit dem Haftpflichtigen und/oder dessen Versicherer (z.B. Motorfahrzeug-, Betriebs- oder Berufshaftpflichtversicherer) zu einer Einigung mit Bezug auf die finanziellen Ansprüche der Hinterbliebenen, und zwar unabhängig, ausserhalb und teils gar vor Abschluss eines Strafverfahrens. Unter dem Titel "Schadenersatz" werden Positionen wie

- Heilungskosten vor dem Tod,
- Todesfallkosten (Grabbepflanzung, Grabstein, Sarg, Traueranzeigen, Danksagungen, Leidmahl, Trauerbekleidung usw.),
- Versorgerschaden,
- Haushaltschaden usw.

subsumiert. Die "Genugtuung" umfasst die Entschädigung für die erlittene seelische Unbill.

Abgesehen von der qualitativen Bestimmung der den Hinterbliebenen zustehenden Ansprüche, insbesondere unter Einbezug allfälliger Leistungen einer Sozialversicherung, ist die Rechtsposition der Hinterbliebenen gegen Zeitablauf zu sichern, d.h. sind Verjährungsfristen zu beachten. Die kürzeste Verjährungsfrist im

Haftpflichtrecht findet sich zugleich als Grundregel in Art. 60 OR. Die Verjährung für die ausservertragliche Schädigung tritt innert eines Jahres ein. Bei Verkehrsunfällen beträgt die Verjährungsfrist gemäss Art. 83 SVB zwei Jahre.

Führen aussergerichtliche Verhandlungen nicht zu einer einvernehmlichen Lösung oder lässt sich die Haftungsquote nicht adhäsionsweise im Strafverfahren bestimmen, so bleibt zur Durchsetzung der Ansprüche der Hinterbliebenen nur der Weg der zivilrechtlichen Klage, welches Vorgehen indes - angesichts des Prozessrisikos, der Kostenfolgen und der mutmasslich langen Zeitdauer - wohl überlegt sein will. Vielfach erweist sich ein aussergerichtlicher Kompromiss, welcher Zugeständnisse aller betroffenen Parteien erfordert, unter dem Strich als die bessere Lösung. Dennoch bleibt bei unvereinbaren Meinungsverschiedenheiten nur die Klage als letztes Mittel.

1.3 Sozialversicherung

Der Begriff der Sozialversicherung ist vielschichtig. Die verschiedenen Sozialversicherungen gewähren im gesetzlichen Rahmen Schutz gegen die wirtschaftlichen Folgen, die sich bei Eintritt eines sozialen Risikos, z.B. Tod eines Familienversorgers, stellen. Bei Todesfällen stehen Leistungen (Renten oder Abfindungen) der AHV, der beruflichen Vorsorge, des Unfallversicherers und der Militärversicherung (auf welche nachfolgend nicht weiter eingegangen wird) zur Diskussion. Da alle genannten Sozialversicherungszweige das gleiche Risiko (Tod) abdecken, kommt dem Koordinationsrecht innerhalb des Systems des Sozialversicherungsrechtes eine grosse Bedeutung zu. Für den Laien ist diese Koordination nur schwer verständlich und schwer nachvollziehbar. Insgesamt betragen die Leistungen in aller Regel und volle Versicherungsleistungen vorausgesetzt ca. 80-90% des vormaligen Verdienstes des Versorgers.

Hinterlassen im Sinne der Sozialversicherungsrechtes ist, wer durch Tod eine unterhaltspflichtige Person verloren hat. Voraussetzungen eines Leistungsanspruches sind also, dass

- die verstorbende Person versichert war,
- eine familienrechtliche Beziehung zum Verstorbenen bestand oder bestanden hat.

1.3.1 Witwen- oder Witwerrente in der AHV

Seit der 10. AHV-Revision kennt das Bundesgesetz über die Alters- und Hinterlassenenversicherung nebst der Witwenrente auch die Witwerrente (wenn auch mit gewissen Einschränkungen mit Bezug auf Entstehung und Beendigung der Leistung). Gemäss Art. 23 AHVG haben Witwen oder Witwer einen Anspruch auf Rente, wenn sie im Zeitpunkt der Verwitwung Kinder haben.

Mindestens ein Kind aus der Ehe muss im Zeitpunkt der Verwitwung noch leben, damit die Voraussetzungen von Art. 23 Abs. 1 AHVG erfüllt sind. Bei Kinderlosigkeit ist die Regelung auch nach der 10. AHV-Revision noch immer geschlechtsabhängig: Der kinderlose Witwer hat keinen Rentenanspruch. Dagegen hat die kinderlose Witwe gemäss Art. 24 Abs. 1 AHVG einen Witwenrentenanspruch, sofern sie im Zeitpunkt des Todes ihres Ehemannes das 45. Altersjahr vollendet hatte und während mindestens 5 Jahren verheiratet gewesen war; bei mehrmaliger Verheiratung wird auf die Gesamtdauer der Ehen abgestellt (Art. 24 Abs. 1 AHVG). Vor dem 45. Altersjahr der Witwe geht das Gesetz von der Vermutung aus, der kinderlosen Witwe sei ein Wiedereinstieg ins Erwerbsleben zumutbar. Der Anspruch auf eine Witwen- oder Witwerrente entsteht am ersten Tag des dem Tode des Ehepartners folgenden Monats (Art. 23 Abs. 3 AHVG). Er erlischt, abgesehen vom Fall der Wiederverheiratung, bei der Witwe mit dem Tod. Der Witwerrentenanspruch dagegen erlischt bereits dann, wenn das letzte Kind des Witwers das 18. Altersjahr vollendet hat (Art. 24 Abs. 2 AHVG). Die Witwen- oder Witwerrente beträgt 80 Prozent der dem massgebenden durchschnittlichen Jahreseinkommen entsprechenden Altersrente (Art. 36 AHVG). Seit 1997 beträgt die Witwen- oder Witwerrente als Vollrente nach Skala 44 wenigstens 796 Franken und höchstens 1592 Franken monatlich (vorbehaltlich der Teuerungsanpassung).

1.3.2 Witwenrente im BVG (Bundesgesetz über die berufliche Vorsorge)

Die Regelung ist nach wie vor geschlechtsabhängig und im Vergleich zum AHV-Recht sehr kurz. Gemäss Art. 19 Abs. 1 BVG hat die Witwe Anspruch auf eine Witwenrente, wenn sie beim Tod des Ehegatten

- für den Unterhalt eines oder mehrerer Kinder aufkommen muss (im Unterschied zur AHV muss die Witwe für das/die Kind/er noch aufkommen),
- das 45. Altersjahr zurückgelegt hat und die Ehe mindestens 5 Jahre gedauert hat.

Erfüllt die Witwe keine dieser Voraussetzungen, so hat sie Anspruch auf eine einmalige Abfindung in der Höhe von drei Jahresrenten (Art. 19 Abs. 2 BVG).

Nach Art. 22 Abs. 2 erlischt der Leistungsanspruch der Witwe - vorbehaltlich deren Wiederverheiratung - mit dem Tod der Leistungsempfängerin. Es handelt sich somit um einen lebenslänglichen Anspruch. Die Witwenrente beträgt 60% der vollen Invalidenrente, auf die der Versicherte Anspruch gehabt hätte (Art. 21 Abs. 1 BVG). Beim Tod eines Alters- oder Invalidenrentners beträgt die Witwenrente 60% der Alters- oder der vollen Invalidenrente.

1.3.3 Witwen und Witwerrente in der UV (Unfallversicherung)

In diesem Sozialversicherungszweig haben überlebende Ehegatten beiderlei Geschlechts Leistungsansprüche; der Witwer hat jedoch nur unter einschränkenden Voraussetzungen einen Renten- und überhaupt keinen Abfindungsanspruch.

Stirbt der Versicherte an den Folgen eines Unfalls, hat der überlebende Ehegatte Anspruch auf eine Rente,

- wenn er bei der Verwitwung eigene rentenberechtigte Kinder hat oder
- mit anderen durch den Tod des Ehegatten rentenberechtigt gewordenen Kindern in gemeinsamen Haushalt lebt, oder
- wenn er mindestens zu zwei Drittel invalid wird oder es binnen zwei Jahren seit dem Tod des Ehegatten wird.

Ferner hat die Witwe (nicht aber der Witwer) Anspruch auf eine Rente, wenn sie bei der Verwitwung Kinder hat, die nicht mehr rentenberechtigt sind, oder wenn sie das 45. Altersjahr zurückgelegt hat; sie hat ferner Anspruch auf eine einmalige Abfindung, wenn sie die Anspruchsvoraussetzungen auf eine Rente nicht erfüllt (Art. 29 Abs. 3 UVG).

Abgesehen von der Wiederverheiratung erlischt der Rentenanspruch mit dem Tode der anspruchsberechtigten Person, wird also auch lebenslänglich ausgerichtet. Die Rente beläuft sich auf 40% des versicherten Lohnes des verstorbenen Ehegatten bis zur Höchstgrenze von Fr. 8'100.-- monatlich (Art. 31 Abs. 1 UVG).

1.3.4 Waisenrenten

Renten an Kinder, die durch Tod einen unterhaltsverpflichteten Elternteil verloren haben, kennt das Recht der AHV, bV, UV und MV. Voraussetzung ist, dass der verstorbende Elternteil versichert war. Diese Renten decken oder vermindern den durch Tod der Eltern untergegangenen Unterhaltsanspruch. Der Anspruch beginnt im Monat, welcher dem Tod des Elternteils folgt, und endigt mit dem Tod oder mit dem 18. Altersjahr des Waisenkindes. Befindet es sich in Ausbildung, dauert der Anspruch längstens bis zum zurückgelegten 25. Altersjahr (Art. 25 Abs. 4 AHVG, Art. 22 Abs. 3a BVG, Art. 30 Abs. 3 UVG).

In der AHV wird der Halbwaise eine Waisenrente, der Vollwaise werden zwei Waisenrenten ausgerichtet (Art. 25 Abs. 1 AHVG). Die Waisenrente beträgt in der AHV 40% (bei einem Kindesverhältnis nur zu einem Elternteil) der dem massgebenden durchschnittlichen Jahreseinkommen entsprechenden Altersrente des verstorbenen Elternteils. Wie bei der Witwen- und Witwerrente erfolgt ein Zuschlag zum Erwerbseinkommen, wenn ein Elternteil vor dem 45. Altersjahr stirbt.

In der obligatorischen bV beträgt die Waisenrente 20% der vollen Invalidenrente, auf die der Verstorbene Anspruch gehabt hätte. In der UV beläuft sich Halbwaisenrente auf 15%, die Vollwaisenrente auf 25% des versicherten Verdienstes bis zu dessen Höchstgrenze von Fr. 8'100.-- (Art. 31 Abs. 1 UVG).

2. Todesfälle ohne Dritteinwirkung

Hinsichtlich des sozialversicherungsrechtlichen Bereichs kann vollumfänglich auf die vorstehenden Ausführungen verwiesen werden. Mangels Dritteinwirkung werden in der Regel aber keine Strafverfahren geführt, ebenso entfällt die Geltendmachung von Haftpflichtansprüchen gegen Dritte.

3. Zusammenfassende Übersichten:

3.1 Strafverfahren/Zivilansprüche

Strafverfahren: Geschädigte
Mitwirkungs- und Beteiligungsrechte:

- Akteneinsicht
- Beteiligung an Einvernahmen
- Teilnahme an Hauptverhandlung
- Rechtsmittel

Durchsetzung
- Offizialmaxime (von Staates wegen)

Zivilansprüche: Schadenersatz und Genugtuung
- Verursacher (einer oder mehrere)
- Motorfahrzeug-Versicherer
- Betriebshaftpflichtversicherer
- weitere

Durchsetzung
- Adhäsionsweise im Strafverfahren
- Aussergerichtliche Regulierung
- Klage

3.2 Schadenersatz/Genugtuung

Schadenersatz
- ev. Heilungskosten vor dem Tod
- Todesfallkosten
  - Grabkosten
  - Traueranzeigen/Danksagungen
  - Leidmahl
  - Trauerkleidung
  - Grabbepflanzung
- Versorgerschaden
- Haushaltschaden

Genugtuung
- Entschädigung für seelische Unbill

3.3 Todesfolge mit Dritteinwirkung

3.3.1 Mit welcher Entschädigung kann ein **Mann** (Angestellter in einem Betrieb) beim Tod seiner Frau rechnen?

Sozialversicherung:	siehe Punkt 3.4
Verursacher oder Versicherer:	Haushaltschaden
	Genugtuung
Lebensversicherung:	Summe
Krankenkasse:	Summe

3.3.2 Mit welcher Entschädigung kann eine **Frau** (Mutter und Hausfrau) beim Tod ihres Mannes rechnen?

Sozialversicherung:	siehe Punkt 3.4
Verursacher oder Versicherer:	Versorgerschaden
	Genugtuung
Lebensversicherung:	Summe
Krankenkasse:	Summe

3.3.3 Mit welcher Entschädigung kann ein **Kind** (8jährig) beim Tod eines oder beider Elternteile rechnen?

Sozialversicherung:	siehe Punkt 3.4
Verursacher oder Versicherer:	Versorgerschaden
	Genugtuung
Lebensversicherung:	Summe
Krankenkasse:	Summe

3.4 Todesfolge ohne Dritteinwirkung (Unfall oder Krankheit)

3.4.1 Mit welcher Entschädigung kann ein **Mann** (Angestellter) beim Tod seiner Frau rechnen?

Sozialversicherung:

AHV: Witwerrente
Voraussetzung sind unmündige Kinder
Minimalrente (100%) bis Maximalrente (200%)

UVG: Rente
keine Abfindung

BVG: kein Anspruch

Lebensversicherung: Summe

Krankenkasse: Summe

3.4.2 Mit welcher Entschädigung kann eine **Frau** (Mutter und Hausfrau) beim Tod ihres Mannes rechnen?

Sozialversicherung:

AHV: Witwenrente
Voraussetzung: Kinder
oder das 45. Altersjahr vollendet
und mindestens fünf Jahre verheiratet

UVG:: Rente
Voraussetzung: rentenberechtigte Kinder
Invalidität von mehr als 1/3, 45. Altersjahr vollendet

BVG: 60% der vollen IV-Rente
Voraussetzung: Unterhaltsberechtigte Kinder
45. Altersjahr vollendet und 5 J. verheiratet

Lebensversicherung: Summe

Krankenkasse: Summe

3.4.3 Mit welcher Entschädigung kann ein **Kind** (8jährig) beim Tod eines oder beider Elternteile rechnen?

Sozialversicherung:

AHV: Waisenrenten
abgestuft zwischen Minimal- (100%) und Maximalrente (150%)

UVG: Waisenrenten
Halbwaisen- 15% und vollweisenrente 25% des versicherten Verdienstes, nach oben begrenzt

BVG: Rente
Maximal 20% der vollen Invalidenrente

Lebensversicherung: Summe

Krankenkasse: Summe

Wichtig: Die Sozialversicherungen (AHV, UVG und BVG) decken höchstens 90% des versicherten Verdienstes.

Opferhilfegesetz und die Möglichkeit der Unterstützung Betroffener

Isabella Zwimpfer Baumann

Die Fachstelle für Kindesschutz/Opferhilfeberatung Winterthur ist eine Beratungsstelle für Fachleute (wie LehrerInnnen, Kindergärtnerinnen, Hortnerinnen, Haus- und Kinderärzte/innen usw.) sowie für hilfesuchende Privatpersonen zu Fragen von Kindesschutz und Kindesmisshandlung und gleichzeitig eine kantonal anerkannte Opferhilfestelle für Kinder und Jugendliche mit der Verpflichtung, die im Opferhilfegesetz verankerten Leistungen zu erbringen.

Als Mitarbeiterin der Fachstelle für Kindesschutz und Opferhilfeberatung Winterthur möchte ich kurz über das neue Schweizer Bundesgesetz, das am 1. Januar 1993 in Kraft trat, und die Möglichkeit der Unterstützung Betroffener informieren.

Das neue Bundesgesetz über die Hilfe an Opfer von Straftaten lenkt den Blick vom Täter zum Opfer. Unser Strafrecht ist weitgehend täterorientiert. Das Opfer war bislang in diesem Verfahren nicht von vordringlicher Wichtigkeit. Unfall- und Verbrechensopfer sind vielschichtig betroffen. Sie brauchen Soforthilfe für sich und ihre Angehörigen. Sie brauchen Unterstützung in der Auseinandersetzung mit dem Täter, insbesondere im Strafprozess, und schliesslich sind auch die finanziellen Folgen der Tat zu regeln. Das Opfer bedarf nach schweren Straftaten einer sozialen Wiedereingliederung.

Der Bund wollte mit der Schaffung des neuen Gesetzes die Grundlagen für eine ganzheitliche Opferpolitik schaffen. Opferberatung ist eine interdisziplinäre Aufgabe. Verschiedene Stellen, Behörden, Richter und Private müssen koordiniert zusammenwirken, um dem Opfer zu ermöglichen, die Folgen der Straftat zu überwinden. Eines besonderen Schutzes im Strafverfahren bedarf das Opfer, wenn es ein Kind ist.

Wem steht Opferhilfe zu?

Opferhilfe steht allen Personen zu, die durch eine Straftat in ihrer körperlichen, sexuellen oder psychischen Integrität unmittelbar beeinträchtigt worden sind, sowie deren Angehörigen oder in ähnlicher Weise Nahestehenden. Von Beeinträchtigung spricht man, wenn sich der Alltag des Opfers nach der Straftat nachteilig verändert hat. Der Schweregrad der Beeinträchtigung hat keinen Einfluss auf die Begründung des Opferstatus. Hingegen muss die Beeinträchtigung des Opfers immer im direkten Zusammenhang mit der Straftat stehen.

Personen, die durch eine Straftat psychisch beeinträchtigt wurden, aber weder Angehörige noch nahestehende Bezugspersonen des Opfers sind (Zeugen eines Unfalles), haben keinen Anspruch auf Leistungen.

Welche strafrechtlichen Voraussetzungen sind für die Beanspruchung der OHG-Leistungen nötig?

Für die Beanspruchung von Opferhilfeleistungen ist es unerheblich, ob die Täterschaft bekannt ist, sie vorsätzlich oder fahrlässig gehandelt hat, teilweise oder nicht zurechnungsfähig war bzw. ein Strafverfahren eingeleitet wurde. Gemäss dem Opferhilfegesetz (OHG) kann eine Straftat auch dann vorliegen, wenn die Strafbehörden zu einem anderen Entscheid gekommen sind (z.B. Einstellung des Verfahrens, Freispruch usw.).

Kosten und Schweigepflicht

Die Leistungen der Beratungsstellen und die Erbringung von Soforthilfe für Geschädigte (begrenzter Betrag) sind unentgeltlich. Die Opferhilfestellen übernehmen weitere Auslagen wie Arzt-, Anwalts- und Verfahrenskosten, soweit dies aufgrund der finanziellen Einkommens- und Vermögenssituation des Opfers angezeigt ist.

Die Mitarbeiter und Mitarbeiterinnen einer Opferhilfeberatungsstelle unterstehen der Schweigepflicht nach OHG. Diese gilt auch gegenüber den Strafverfolgungsbehörden.

Zuständigkeit

Jeder Hilfesuchende kann eine Opferhilfeberatungsstelle frei wählen. Für die Übernahme von weiteren

Auslagen ist jedoch entweder der Wohnsitzkanton oder der Kanton, wo das Delikt stattfand, zuständig.

Voraussetzungen für Auszahlung von Entschädigungen und Genugtuungen

Das Opferhilfegesetz erfasst nur die Folgen der Tat und bezweckt nicht gleichzeitig eine umfassende Sanierung der Lebenssituation. Für die Ausrichtung von finanziellen Leistungen muss daher immer ein Zusammenhang zwischen der Straftat und dem seelischen Schmerz stehen und durch Fachpersonen nachgewiesen werden können. Finanzielle Entschädigungen sind von den Einkommens- und Vermögensverhältnissen des Opfers bzw. bei Unmündigen in den meisten Fällen deren Eltern abhängig. Bei der Ermessung einer Genugtuungssumme werden die Einkommens- und Vermögensverhältnisse des Opfers bzw. dessen Eltern nicht mitberücksichtigt.

Die Beantragung von Entschädigungen und Genugtuung bei den kantonalen Opferhilfestellen ist an eine Verwirkungsfrist von zwei Jahren nach der Straftat gebunden. Einzig im Kanton Zürich wurde diese Verwirkungsfrist bei Minderjährigen verlängert: Die Verwirkung tritt zwei Jahre nach Eintritt der Volljährigkeit ein, wenn

- die Straftat im Kanton Zürich begangen wurde,
- das Opfer zur Tatzeit minderjährig war und
- das Opfer sowohl zur Tatzeit als auch zum Zeitpunkt der Einreichung des Gesuches Wohnsitz im Kanton Zürich hatte.

Zu beachten ist, dass die finanziellen Leistungen der Opferhilfe subsidiär sind und nur der Nettostand, welcher nach Anrechnung von Leistungen vorleistungspflichtiger Dritter (zum Beispiel Krankenkasse, Haftpflichtversicherung usw.) ungedeckt bleibt, ersetzt wird.

Wie können finanzielle Leistungen geltend gemacht werden?

Die Geltendmachung erfolgt durch die Einreichung eines schriftlichen Gesuches über die Fachstelle Kindesschutz Winterthur (bei Kindern und Jugendlichen) oder über eine andere anerkannte Opferhilfeberatungsstelle. Das Gesuchsformular wird selbständig (auch bei urteilsfähigen Minderjährigen) durch den/die gesetzliche(n) VertreterIn mit oder ohne anwaltliche Unterstützung ausgefüllt. Die Opferhilfeberatungsstellen leiten das Gesuch an die zuständige kantonale Opferhilfe weiter. Gesuchsformulare und weitere Informationen sind bei allen anerkannten Opferhilfeberatungsstellen der Schweiz zu beziehen.

Die Personalien des Gesuchsstellers oder der Gesuchsstellerin und Angaben zum Straftatbestand müssen im Gesuch offengelegt werden.

Falls die Einreichung eines Gesuches in Erwägung gezogen wird, ist es wichtig, dass alle fortlaufenden Ausgaben im Zusammenhang mit dem Delikt notiert und entsprechende Belege dazu aufbewahrt werden. Die hilfesuchende Person ist dazu verpflichtet, den Schaden möglichst gering zu halten.

Wichtige Merksätze zu den Rechten des Opfers im Strafverfahren

- Orientierung über den Ablauf eines Strafverfahrens.
- Information über bestehende Beratungsstellen.
- Auf Wunsch Übermittlung des Namens und der Adresse an die gewünschte Opferberatungsstelle.
- Auf Wunsch Anspruch auf Begleitung durch eine Vertrauensperson bei Befragungen als Zeuge oder Zeugin oder Auskunftsperson, auch ergänzend zur juristischen Begleitung.
- Nach Straftaten gegen die sexuelle Integrität Anspruch auf Einvernahme durch Angehörige des gleichen Geschlechtes.
- Recht auf Verweigerung von Aussagen, welche die Intimsphäre betreffen.
- Auf Wunsch Vermeidung einer Begegnung mit dem Beschuldigten im Rahmen der Strafuntersuchungen.
- Keine Gegenüberstellung des Täters mit dem Opfer gegen dessen Willen bei Straftaten gegen die sexuelle Integrität.

Betreuungs- und Sozialdienst: Rega-Einsätze der anderen Art

Cristina Monticelli

Wer kennt sie nicht? Die Retter aus der Luft mit ihren rot-weissen Helikoptern sind jedem Kind ein Begriff. Dass die Schweizerische Rettungsflugwacht - unter dem Kürzel Rega ein vertrauter Begriff - einen Betreuungs- und Sozialdienst unterhält, löst aber auch heute noch immer Erstaunen aus. So spüren es eigentlich nur Betroffene, dass Cristina Monticelli - Leiterin des Betreuungs- und Sozialdienstes der Rega - tagtäglich in der ganzen Schweiz unterwegs ist, um Rega-Patienten zu besuchen und ihnen bei eventuellen Problemen ihre Hilfe anzubieten.

Wenn man von der Rega spricht, denkt man meistens an spektakuläre Helikopter-Einsätze zur Rettung von Verunfallten oder an die Rückführung von im Ausland erkrankten oder verunfallten Personen. Schwere Verletzungen oder akute Erkrankungen ziehen darüber hinaus für Patienten und deren Angehörige oftmals schwerwiegende Probleme nach sich, die sie nicht immer aus eigener Kraft lösen können. Da die Rega für Verunfallte oder Erkrankte in vielen Fällen die erste

Kontaktstelle ist, wird sie damit oft auch zum sozialen Notfalldienst.

Die bestehenden Sozialdienste von Spitälern, Gemeinden oder privaten Organisationen leisten einen enormen Einsatz, um die anfallenden grossen menschlichen und finanziellen Probleme meistern zu helfen. Als gemeinnützige und humanitäre Stiftung - die Rega ist Korporativmitglied des Roten Kreuzes - versucht sie, in Ergänzung zu diesen Institutionen mitzuhelfen und Probleme zu lösen. Dies war nicht zuletzt auch ein grosses und stetes Anliegen des verstorbenen Gründers der Rega, Dr. med. h.c. Fritz Bühler; bis zu seinem Tode kümmerte er sich persönlich und unermüdlich um das Wohl "seiner" Patienten. Für ihn - und das hat sich bis heute nicht geändert - hörte eben die Hilfe für verletzte oder kranke Menschen nicht mit der Einlieferung ins Spital auf.

Meine Aufgabe besteht auch heute noch darin, den durch die Rega geflogenen Patienten erste emotionale Hilfe anzubieten. Dies kann beispielsweise bei Touristen der Fall sein, die keine Angehörigen vor Ort haben. Beim schweren Busunglück am Nufenen im Juli 1992 waren acht Tote zu beklagen; zudem gab es über 20 schwerverletzte Personen. Die Patienten wurden von der Rega mit fünf Helikoptern in die Spitäler geflogen. Etwa zwei Wochen lang kümmerten wir uns beinahe ausschliesslich um diese Verletzten, von denen einige bei diesem tragischen Unfall auch noch ihren Partner verloren hatten. Unter anderem erstellten wir im Gespräch mit den Opfern Listen über deren beim Unglück verlorengegangenen Gegenstände. Mit diesen Unterlagen konnten wir die am Unfallort von der Polizei zusammengetragenen und auf einem Autobahnstützpunkt ausgestellten Gegenstände zuordnen. So gelang es uns, den Patienten auf unkomplizierte Weise ihre persönlichen Effekten wieder zurückzugeben. Oder dann besorgten wir ihnen Lesebrillen, etwas Süsses, auch mal einen Blumenstrauss. Wir erledigten in diesem Sinne Aufgaben, die normalerweise von den Angehörigen wahrgenommen werden.

Ein anderes Beispiel aus meinem Alltag ist die Betreuung eines Kindes, das wegen einer schweren Krankheit und postoperativen Komplikationen ins Universitäts- und nicht ins Kinderspital geflogen worden war. Da die Eltern viel zu weit weg wohnten und ihr Kind aus diesem Grund nur selten besuchen konnten, war es für mich selbstverständlich, die junge Patientin so oft als möglich zu besuchen. So hatte sie - als Kind in einem Zimmer mit lauter Erwachsenen untergebracht - eine "Freundin" zu Besuch, die ihr mal etwas vorlas, mit ihr spielte oder ihr ganz einfach zuhörte, wenn sie erzählte, wie sie ihre Krankheit und den Spital-Alltag erlebt.

Natürlich kommt es auch des öfteren vor, dass ich jemandem den Tod eines Familienangehörigen mitteilen muss, nachdem diese Nachricht vom Spitalarzt im Ausland zum Rega-Arzt, mit dem die Angehörigen in Kontakt stehen, gelangt ist. Da man eine Todesnachricht nicht einfach so am Telefon weitergibt, ist das direkte, persönliche Gespräch mit den Betroffenen unerlässlich. Solche Gänge sind aber auch für mich jedesmal wieder eine sehr schwere und belastende Aufgabe. Von grosser Wichtigkeit scheint mir, dass die vom Schicksal geprüften Angehörigen im ersten Moment nicht allein gelassen werden. Dem intensiven Kontakt messe ich grosse Bedeutung zu, und ich erlebe es immer wieder, wie bisher Unbekannte sich öffnen und sich voll anvertrauen. Vielleicht auch deshalb, weil ich mir bei älteren Leuten denke, es könnten meine Eltern sein. Und junge Menschen werden irgendwie zu meinen Kindern, und bei Gleichaltrigen fühle ich mit wie bei guten Freunden. Betreuerin und Betreute kommen sich bei dieser Arbeit sehr nahe.

Einmal bat mich eine Rettungssanitäterin dringend an einen Einsatzort: ein Kleinkind war beim Mittagsschlaf einfach nicht mehr aufgewacht. Unser Arzt konnte nichts mehr für das Kind tun, und die Crew hatte schon wieder den Auftrag für einen nächsten Einsatz erhalten. Die Mutter war umgeben von Bezirksarzt, Polizei und dem Untersuchungsrichter. Angehörige, Freunde oder Nachbarn waren keine da. Die Betroffene tat der Rettungssanitäterin derart leid, dass diese mich aufbot. Das ermöglichte mir, unsere Crew abzulösen und die Mutter zu betreuen, bis am Abend ihre Familie bei ihr sein konnte.

Ein anderes Mal erfuhr ich bei einem Spitalbesuch am Krankenbett eines Gastarbeiters, dass er eigentlich nach Hause könne, doch da er in einer Baracke wohnte, fehlte es ihm dort an Betreuung. Da nahm ich mit der zuständigen Spitalsozialarbeiterin Kontakt auf. Sie organisierte in Absprache mit der Fremdenpolizei und seinem Arbeitgeber, dass seine Ehefrau vorübergehend in die Schweiz kommen konnte, um ihren Mann zu betreuen.

Zu meinen Aufgaben zählen auch soziale Abklärungen, die ich im Team mit einem unserer Ärzte sowie dem zuständigen Einsatzleiter bespreche. Da gibt es beispielsweise den Fall einer älteren Schweizerin, die vor Jahren alleine nach Teneriffa ausgewandert war, plötzlich einen Hirnschlag erlitt und dort seit vier Wochen in einem Spital lag. Ihre einzige Tochter, die in Amerika lebt, wollte sie nun in ein Pflegeheim in die Schweiz verlegen. Da man sich mit der Patientin nicht mehr verständigen konnte und zur Zeit niemand wusste, wer dies bezahlen sollte - sie war nicht Rega-Gönnerin - entschieden wir zu dritt, dass wir die Frau holen und erst später abklären würden, ob sie überhaupt bezahlen konnte oder ob wir einen Teil der Rechnung abschreiben müssten.

Oder der junge Mann, der in Kuba bei einem Motorradunfall schwere Verletzungen erlitten hatte und weder eine Rückreiseversicherung noch eine Gönnermitgliedschaft hatte. Auch er hätte den Heimflug selbst bezahlen müssen. Da klärte unser Arzt zuerst einmal ab, wie die medizinische Versorgung im Lande ist und welches die geeignetste und kostengünstigste Transportart war. Meine Aufgabe war es in diesem Fall, mich zusammen mit der Familie um die finanziellen Belange zu kümmern.

Es kommt aber auch öfters vor, dass Angehörige von Sterbenden oder bereits im Ausland Verstorbenen, insbesondere in Asien und Afrika, in ihrer Not unsere Einsatzleitung anfragen, was sie tun sollen - und ob wir sie in die Schweiz zurückfliegen könnten. Derartige Anfragen werden durch den Einsatzleiter an mich weitergeleitet. So kann ich mit diesen Leuten in aller Ruhe besprechen, was im konkreten Fall zu tun ist.

Im Betreuungsdienst erfülle ich eigentlich all jene

Aufgaben, welche Nahestehende für Angehörige von Verstorbenen oder für Verunfallte leisten würden, wenn sie vor Ort wären. Menschen in ihrer emotionalen Not beizustehen, wird für die Rega - und damit auch für mich - in Zukunft ein wichtiges Anliegen sein.

DIE MEDIEN UND DER PLÖTZLICHE TOD

Ernst Hilfiker

In den ersten Stunden des 31. August 1997 kracht ein übermässig schnell fahrender Mercedes in eine Tunnelmauer in Paris. Bei dem Unfall wird der Chauffeur der Luxuslimousine sofort getötet, ebenso ein Passagier namens Dodi al Fayed. Vorerst mit schwersten Verletzungen überlebt lediglich eine 36 Jahre junge Frau die Kollision, die auf der ganzen Welt unter ihrem angeheirateten Titel «Prinzessin Diana» bekannt ist. Noch vor Sonnenaufgang an diesem 31. August bietet ein französischer Fotoreporter einem englischen Boulevardblatt Bilder der im Sterben liegenden Prinzessin an. Preis: eine halbe Million Schweizer Franken. Das Angebot wird nicht angenommen, und die Bilder bleiben auch ein Jahr nach dem Unglück unveröffentlicht, obwohl die Aufnahmen pünktlich zum ersten Todestag zum immer noch gleichen Preis erneut angeboten wurden.

Verhalten der Medien teilweise zu Recht kritisiert

Weshalb dieser Unfall passiert ist, das weiss man noch immer nicht genau. Wer schuld daran ist, das hingegen weiss man: die Medien. Durch Dianas Tod und vor allem durch das unglaubliche Verhalten der Fotoreporter vor und nach dem Unfall gerieten alle Journalisten und ihr Umgang mit dem Tod für einmal selbst in die Schlagzeilen. Die Folge davon: Ein schon zuvor vorhandenes Negativbild eines als sensationslüstern, unfair und arrogant verschrienen Berufsstandes wurde noch verstärkt. Der plötzliche Tod von Lady Di löste die vermutlich grösste Diskussion über Medienethik aus, die je ausserhalb der Branche geführt wurde. Journalisten, Fotografen und Verleger wurden dabei - vielfach sogar zu Recht - wegen ihres Verhaltens aufs massivste kritisiert und ihre Arbeit im allgemeinen angeprangert.

Ein Angebot, das einer Nachfrage entspricht

Etwas allerdings war in dieser ganzen Diskussion untergegangen: die Tatsache, dass die Medienschaffenden durch ihre Arbeit nicht sich selbst, sondern alle Medienkonsumenten befriedigen - ohne Unterbruch täglich, um der Nachfrage nach News, eben auch News über Todesfälle, nachzukommen. Diese Art von Nachrichten sind nämlich, vor allem wenn sie sich auf lokale Ereignisse beziehen, gefragt. Leserforschungen, Verkaufszahlen, Einschaltquoten und nicht zuletzt das in der Schweiz vielgenutzte Angebot deutscher Privatsender reden da eine ganz klare Sprache. Spitz gesagt: Die Öffentlichkeit hat die Medien, die sie will.

Klar definierter Auftrag, unklar definierte Leitplanken

Doch was wollen denn eigentlich die Medien? Die Medien wollen ihren Auftrag erfüllen, der lautet: die Öffentlichkeit sachlich und zeitgerecht über Tatsachen und Meinungen zu informieren, was von Interesse ist.

Das, nicht mehr und nicht weniger, ist der Auftrag der Medien. Die Journalisten haben bei der Erfüllung dieses Auftrags keinerlei Vorgaben, Absichten oder Sonderrechte, und sie können auch nicht einfach machen, was sie wollen, wie man ihnen immer unterstellt. Um dies zu verhüten, gibt es unter anderem interne Kontrollen, ferner den Schweizerischen Presserat, der als eine Art Branchengericht regelmässig kritisch journalistisches Schaffen beurteilt, und es gibt die normalen Gerichte, die man als Medienopfer anrufen kann und die seit ein paar Jahren einen sehr medienfeindlichen Kurs fahren, so dass sich jeder Journalist heute sehr genau überlegt, was er schreibt und was besser nicht.

Verwilderungstendenzen

So klar, wie sich der Auftrag der Medienschaffenden definiert, so unklar definieren sich allerdings die Leitplanken, innerhalb derer Fotografen, Kameraleute, Journalisten und Redaktoren arbeiten. Das ist ein Missstand, der vor allem in bezug auf die Ethik - sei es beim Sammeln von Informationen oder bei der grafischen Aufmachung eines Berichtes - immer wieder in negativer Weise zutage tritt.

Paradebeispiel für diese Entwicklung sind die jungen privaten Fernsehstationen: Während Schweizer Pressefotografen genau wissen, wann sie was und wie fotografieren dürfen, setzen sich die elektronischen Bildmedien über die in diesem Zusammenhang existierenden und bislang auch beachteten, geschriebenen und ungeschriebenen Gesetze (etwa, dass auf Bildern keine Toten identifizierbar sein dürfen) hinweg. Äusserst bedenklich daran ist, dass (zumindest im Kanton Zürich) Polizei und Bezirksanwälte vor dieser Verwilderung weitgehend kapituliert haben und dass diese Situation vollends ausser Kontrolle geraten dürfte, wenn demnächst die deutschen Privatsender auch in der Schweiz aktiv werden.

In Fakten, Wortwahl und Umfang dem Ereignis entsprechend

Die Medien haben also über alles zu berichten, was von öffentlichem Interesse ist. Nur: Was umfasst öffentliches Interesse? Die Frage lässt sich nicht konkret beantworten. Es gibt dazu jedoch ein Entscheidungsinstrument, die sogenannten Nachrichtenwerte: Treffen auf einen Vorfall einer oder mehrere solcher Werte (Eigenschaften) wie “neu”, “überraschend”, “emotional bewegend” usw. zu, wird er für die Medien zum Thema.
Geht man nun einen Schritt weiter und überlegt sich, welche Form ein solcher Bericht haben muss, ist die Antwort recht einfach: Der Bericht muss in bezug auf Fakten, Wortwahl und Umfang dem Ereignis entsprechen und selbstverständlich auf alle rechtlich relevan-

ten Grundlagen Rücksicht nehmen, zum Beispiel den Persönlichkeitsschutz. Er muss aber auch ein Mindestmass an Details enthalten. Und genau diese Anforderung bildet einen ewigen Streitpunkt: Die Eltern eines tödlich verunglückten Kindes wollen, dass möglichst wenige Details über den Unfall bekannt werden; die Zeitungsleser hingegen wollen genau wissen, wie sich das tragische Ereignis abgespielt hat.

Verschiedene Informationsquellen

Um an diese Fakten zu kommen, brauchen die Medien schnelle und wahre Informationen. Beschafft werden diese bei Unfällen oder Verbrechen bei der Polizei oder der Bezirksanwaltschaft, die entweder schriftlich in einem Pressebulletin informieren oder vor Ort Auskunft geben. Ergänzende Informationen holt sich der Journalist bei Bedarf durch eigene Beobachtungen, durch Recherchen bei möglichst allen Beteiligten, im Archiv oder bei anderen Stellen, die zum Thema etwas zu sagen haben. Zudem kann ein Journalist in einen Bericht immer auch sein eigenes Fachwissen einfliessen lassen, wobei Fachwissen in bezug auf eine Berichterstattung im Zusammenhang mit dem plötzlichen Tod oder zumindest Verständnis für dieses Thema bei immer weniger Medienschaffenden vorhanden ist.

Das Potential der Multiplikatoren nutzen

Fasst man kurz zusammen, was Medien machen, wenn sie ihren Auftrag korrekt erfüllen, ergibt sich ein ebenso interessanter wie oft vergessener Aspekt: Die Medien informieren in kurzer Zeit und auf glaubwürdige Art ein grosses Publikum. Die Journalisten sind also, wie es einmal jemand treffend bezeichnet hat, Multiplikatoren: Sie sorgen dafür, dass eine Nachricht x-fach multipliziert, verbreitet wird.

Also: Nutzen wir nun doch das Potential dieser Multiplikatoren! Konkret: Wenn es das nächste Mal einen plötzlichen Todesfall wegen eines Delikts oder Unfalls zu beklagen gibt, erklären wir den Journalisten nicht nur, wie das Ganze passiert ist, sondern auch noch, wie man es vielleicht hätte verhindern können (zum Beispiel, indem man nicht geraucht hätte im Bett) oder was für die emotionale Hilfe an die Betroffenen nun wichtig ist (zum Beispiel, dass man ihnen nun nicht aus dem Weg geht, sondern sie bestmöglich wieder ins normale Alltagsgeschehen zu integrieren versucht). Dieses Ausnützen aktueller Ereignisse für Prävention und Hilfe wurde bislang noch zu wenig gemacht. Und dies, obwohl mit guten Ergebnissen zu rechnen ist, man denke etwa an Zeugenaufrufe nach Verbrechen, die immer wieder zu wertvollen Hinweisen führen.

Und last but not least ein Aspekt, der vor allem bei Grossereignissen, die länger dauern, wichtig ist: Durch die Nutzung der Medien als schnelle und unabhängige Verbreiter von sachlichen Informationen lässt sich entstehenden Gerüchten jeder Art vorbeugen.

Notfallintervention heisst auch Information und Prävention

Kurz gesagt: Zur Intervention bei aktuellen Not- und Todesfällen gehört auch die Prävention von weiteren solchen Fällen. Diese Prävention passiert geeigneterweise durch Information, und zwar via Medien - auch wenn das immer wieder vergessen wird. Zusammenfassend ist schliesslich zu empfehlen, dass, wer mit dem plötzlichen Tod und der Presse zu tun hat, sich am besten so verhält, wie es sich auch für fast alle weiteren Lebensbereiche empfiehlt: Verständnis füreinander zeigen, zusammenarbeiten und offen und direkt kommunizieren.

Autorenverzeichnis

Amrein Markus
Rettungssanitärer IVR/Ausbildner
Talackerstr. 52, 8404 Winterthur

Arbenz Ueli
lic. iur., Bezirksanwalt
Tösstalstr. 6, 8400 Winterthur

Baumgartner Josef
Feuerwehrkommandant
Breitestr. 28a, 8400 Winterthur

Bettoni Peter
lic. iur., Rechtsanwalt
Gertrudstr. 1, 8401 Winterthur

Dünki-Arnold Rita
Ausbildung und Beratung Stadtpolizei
Alte Brücke 3, 8427 Rorbas

Flury-Frei Renata
Dr. med., Fachärztin für Pathologie
Hadlaubstr. 137, 8006 Zürich

Fässler-Weibel Peter
Paar- und Familientherapeut
Zielstr. 5, 8400 Winterthur

Gyger-Stauber Käthy
Paar- und Familientherapeutin
Bodenwies 33, 8493 Saland

Hofer Ernst
Stadtpolizei Winterthur
Obertor 17, 8400 Winterthur

Hilfiker Ernst
Redaktor "star of life"
Trübelstr. 33, 8712 Stäfa

Osterwalder Ruedi
Dr. med., Spezialarzt FMH für Psychiatrie und Psychotherapie
Schmidgasse 35, 9000 St. Gallen

Matzenauer Barbara und Markus
Masch. Ing. HTL/Hausfrau, Floristin
Speerstr. 7, 8630 Rüti

Monticelli Cristina
Sozialarbeiterin
Bergstr. 122, 8032 Zürich

Perucchi-Streuli Jeannette und Max
Analytiker/Programmierer, Hausfrau, kfm. Ang.
Haldenstr. 18, 8483 Kollbrunn

Siegrist-Müller Rita
Kfm. Angestellte/Sozialarbeiterin i. A.
Wasserfuristr. 4, 8472 Seuzach

Wenger Roland
a.o. zuget. SB Chef SIOP Zürich
Postfach, 8021 Zürich

Zwimpfer Baumann Isabella
Sozialarbeiterin
Zinzikerweg 5, 8404 Winterthur

Stiftung Begleitung in Leid und Trauer
Zielstr. 5, CH-8400 Winterthur

Zweck der Stiftung:
Die Stiftung fördert und unterstützt die Begleitung von Angehörigen Kranker, Sterbender und Verstorbener, insbesondere durch:

- Einsatz einer Fach- und Beratungsstelle zur Betreuung und Begleitung für direkt Betroffene;
- Koordination und Kooperation mit anderen Beratungs- und Fachstellen, sowie mit seelsorgerlichen Diensten;
- Ausbildung von freiwilligen Helfern zur Übernahme von Betreuungs- und Begleitaufgaben;
- Öffentlichkeitsarbeit über die adäquate Begleitung der Angehörigen Kranker, Sterbender und Verstorbener.

Auftrag der Fach- und Beratungsstelle:

- Beratung/Therapie von direkt Betroffenen in den Phasen vor dem Sterben, während des Sterbens und nach dem Tod;
- Ausbildung von Personal in Kliniken oder Heimen und von freiwilligen Helfern/-innen in Kirchgemeinden und Pfarreien;
- Durchführung von berufsspezifischen Fortbildungskursen für Ärzte, Seelsorger, Pflegepersonal, Sozialdienste, Interessierte;
- Mit gezielter Öffentlichkeitsarbeit soll auf die Problematik aufmerksam gemacht und viele Interessierte sensibilisiert werden (Publikationen, Vorträge, Kurse, Seminare usw.)

Peter Fässler-Weibel

Nahe sein in schwerer Zeit

Zur Begleitung der Angehörigen von Sterbenden

192 Seiten, broschiert
Fr. 22.50/ DM 27.--/ ÖS 197.--
ISBN 3-7228-0227-X

Im Gegensatz zur Begleitung Sterbender wird die Betreuung der Angehörigen und Hinterbliebenen weitgehend vernachlässigt. Dabei sind diese oft nicht in der Lage, in rechter Weise mit dem nahenden Tod umzugehen und Störungen in den Beziehungen zu dem Sterbenden aufzuarbeiten.

Der vorliegende Band nimmt die Situation der Angehörigen auf. Auf verständliche Weise zeigt er Wege zu einer fruchtbaren Begegnung mit ihnen. Gerade die zahlreichen Beispiele aus der Praxis sowie die gezielten Aufgaben und Impulse machen den Band zu einem wichtigen Informations- und Arbeitsbuch.

Paulusverlag Freiburg Schweiz

Peter Fässler-Weibel (Hrsg.)

Wenn Kinder sterben

286 Seiten, broschiert
Fr. 35.--/ DM 39.80/ ÖS 291.--
ISBN 3-7228-0307-1 (Paulus)
ISBN 3-909245-02-1 (Zum Ziel)

Wohl kaum ein anderes Ereignis trifft den Menschen mit so brutaler Wucht wie das Sterben eines nahestehenden Kindes. Ein solcher Tod macht die Betroffenen ohnmächtig, verzweifelt und hilflos. Gross ist die Not der Eltern, Geschwister, Freunde und Bekannten. Ebenso gross ist auch die Not jener, die beruflich mit sterbenden Kindern und deren Angehörigen zu tun haben.

Hier bietet der vorliegende Band eine notwendige Hilfe. Unmittelbar oder beruflich Betroffene sprechen von ihren ganz persönlichen Erfahrungen. So fördern sie das Gespräch zwischen allen Beteiligten und eröffnen befreiende Wege aus der Isolation und Hilflosigkeit.

Paulusverlag Freiburg Schweiz
Verlag zum Ziel Winterthur

Peter Fässler-Weibel (Hrsg.)

Wenn Eltern sterben

237 Seiten, broschiert
Fr. 33.--/ DM 39.80/ ÖS 291.--
ISBN 3-7228-0358-6 (Paulus)
ISBN 3-9009245-09-9 (Zum Ziel)

Das Sterben von Vater oder Mutter ist auch heute noch ein Thema, das aus Unsicherheit und Angst verdrängt und vermieden wird. Tritt dann ein solcher Tod ein, löst er oft ungeahnte Reaktionen aus: Geschwister streiten sich um die Erbschaft, Beziehungen innerhalb der Herkunftsfamilien werden abgebrochen, und zurück bleiben Ohnmacht, Wut, Trauer, Schuldgefühle - aber auch unausgesprochene Gefühle des Dankes.

Der Band enttabuisiert diese heiklen Fragen und stellt sich der Vielfalt des Themas. Dazu berichten unmittelbar und beruflich Betroffene von ihren persönlichen Erfahrungen. Sie eröffnen damit neue Möglichkeiten positiver Trauerarbeit und gangbare Wege zu einer fruchtbaren Auseinandersetzung zwischen sterbenden Eltern und ihren Söhnen und Töchtern.

Paulusverlag Freiburg Schweiz
Verlag zum Ziel Winterthur

Peter Fässler-Weibel

Der pädiatrische Notfall:

Eltern begegnen, die soeben ihr Kind verloren haben

96 Seiten, broschiert
SFr. 12.--/ DM 13.80/ ÖS 101.--
ISBN 3-909245-11-0

Gibt es etwas Ohnmächtigeres, Hilfloseres, etwas Schwierigeres als die Begegnung mit Eltern, die zu realisieren beginnen, dass ihr Kind soeben gestorben ist? Natürlich ist jeder unerwartete Todesfall schockierend, löst Angst und Trauer aus und immobilisiert die direkt Betroffenen. Wichtig ist indes, konstruktiv auf die Eltern zuzugehen, sie nicht zu entmündigen und sie zu animieren, ihre Gefühle zuzulassen, die Wünsche und Bedürfnisse zu formulieren sowie mögliche Wege einer konstruktiven Begegnung zu suchen.

Verlag zum Ziel Winterthur

Peter Fässler-Weibel

Sterbende verstehen lernen

265 Seiten, broschiert
SFr. 34.--/ DM 39.80/ ÖS 291.--
ISBN 3-909245-13-7 (Verlag zum Ziel)
ISBN 3-7228-0413-2 (Paulus)

Der Autor lässt sich vom Grundgedanken leiten, dass sowohl physische wie auch psychische Schmerzen beachtet, erkannt und behandelt werden müssen. Die qualifizierte psychosoziale Begleitung des Sterbenden hilft dem Patienten, diesen für ihn wichtigen Weg auf seine Weise zu begehen. Angehörige wissen oft nicht, in welchem Rahmen und Ausmass diese Unterstützung sinnvoll ist.

Verlag zum Ziel Winterthur
Paulusverlag Freiburg